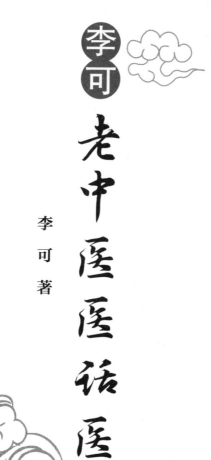

李可

老中医医话医案

李可 著

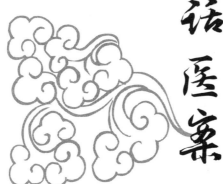

中国中医药出版社

·北京·

图书在版编目（CIP）数据

李可老中医医话医案 / 李可著 . —北京：中国中
医药出版社，2020.11（2020.12 重印）
ISBN 978-7-5132-6461-7

Ⅰ . ①李… Ⅱ . ①李… Ⅲ . ①医案—汇编—中国—现
代②医话—汇编—中国—现代 Ⅳ . ① R249.7

中国版本图书馆 CIP 数据核字（2020）第 189703 号

中国中医药出版社出版

北京经济技术开发区科创十三街 31 号院二区 8 号楼
邮政编码　100176
传真　010-64405750
三河市同力彩印有限公司印刷
各地新华书店经销

开本 710×1000　1/16　印张 13.5　字数 176 千字
2020 年 11 月第 1 版　2020 年 12 月第 2 次印刷
书号　ISBN 978 - 7 - 5132 - 6461 - 7

定价　58.00 元
网址　www.cptcm.com

社 长 热 线　010-64405720
购 书 热 线　010-89535836
维 权 打 假　010-64405753

微信服务号　zgzyycbs
微商城网址　https://kdt.im/LIdUGr
官 方 微 博　http://e.weibo.com/cptcm
天猫旗舰店网址　https://zgzyycbs.tmall.com

如有印装质量问题请与本社出版部联系（010-64405510）
版权专有　侵权必究

立大志，受大苦成
大业，中医复兴，舍我
其谁！

人民儿女，
菩萨心肠，
英雄肝胆，
霹雳手段！

书此与新一代共勉。
李可庚寅中秋书于莱城

寄语第二代

立大志，受大苦，创大业！中医不畏劳，死不瞑目！

菩萨心肠，英雄肝胆，霹雳手段！

八桂人 李□

己丑冬于广州

致第三代门人

　　天将降大任于斯人也，必先苦其心志，劳其筋骨，饿其体肤，空乏其身，行拂乱其所为，所以动心忍性，曾益其所不能。

　　生于忧患，死于安乐！
　　　　　　　　　——孟子语录

第三代座右铭：
　　立大志，受大苦，成大业。中医复兴，舍我其谁！
　　人民儿女，菩萨心肠，英雄肝胆，霹雳手段！

　　　　　　　　戊子年腊月廿七日
　　　　　　　　八旬人李可

一部伤寒论，一个河图尽之矣！

中气为轴，经气为轮，轴运轮转，

轴行轮止。

三阳统于阳明，三阴统于太阴。

阳明之燥热，永不敌太阴之寒湿。

凡病者本气自病。

——彭子益语录

戊子腊月廿七日

李可

火神派始祖郑钦安独得医圣心传

不传之秘，创"坎（☵）中一点真阳，乃人身

立命之本"、"坎宫之奥秘，宣泄于此。周身一肉

之阴皆赖此主通诸百病。此论先天肾气。

　彭子益先生 以为此论，创河图互引诸

引以土为中心论。中气为轴，十二经（五脏

六腑）经气为轮。轴运轮转，轴行轮止。

此论后天胃气。

　二气实是浑元一气。先天后天互为其

根。"火生土"是说先天一点真阳乃原

动力。为火一动，四维升降各循其道

此论说了何等。喻火一熄，生命终结。（阳根被拔）

"土伏火"是说后天胃气（中气）乃先天

肾气之根，肾之处续全赖中气之深意。深哉。

土转生万物，无土不成世界。同理，人身之中工即脾胃一中气，中气左升右降，辞说这指不行，五脏得养，生生不息，叩吋即运中土，濒回意，保胃气法。

治未之治，沉今程重缓急。

有胃气则生，无胃气则死，保住一分胃气，使有一线生机。理中场，桂附理中场。

亡阳之症，损及寸阴，阳极将拔，生死关头数10万忘，大破楼，保住一丝阳气，使有一线生机。

我一生的体悟，提略如上。

李 戊2年腊月廿七日笔

2

南方医科大学南方医院

一、历史使命

1. 暑假成立，标志中医复兴大举列入国家议事日程。我们流派以传承模式，得到国家认可。

2. 方[...]来为全民医保大困局，[...]以放眼经验给我们提供了借鉴，十三亿人口大国只有中医主导才能破困，利国到底，走出一条有中国特色的全面医保之路。这一伟大历史使命将由我辈共同完成，生逢盛世，重为人民为国家建功立业！

二、[...]医道的设了（不断思路，[...]等一[...]）

1. 气一元论 扶气自强，救[...]元气为第一要义，两方面

①久病[...]，救胃气为先，这中土，灌四[...]，以养五脏，加强人体自身修复功能，以保元气。

②急[...]症，救阳为急。

2. [...]同[...] 摆[...]服

一气周流，万病皆泉？[...]

(A)[...]大教师（二项）半程1年，半年[...]每月经期水泥把...一次一次，成通疾，即[...]进入[...]，风寒湿邪由表入里，渐次由[...]不[...]通，同[...]多加[...]加重[...]一[...]西药。

(A)[...]阳[...]注（A）一择基红，某某5年，某[...]时大痛3[...]，经假身救汤月余，突生[...]发[...]，七日后某长，消[...]无度，田三例[...]入70成，手周[...]四大等[...]细[...]及[...]进结局一[...]西药，注册6.多未开药——阳明中土，不再复[...]。

南方医科大学南方医院

三、仓公乘阳庆与仓公的故事

　　仓公，即淳于意，西汉初名医，生于公元前215年，山东临淄人。曾任齐国太仓长，后人尊称为仓公。史记有前载仓公列传，记载了他的医疗事迹及25则"诊籍"，是中医医案之祖。他的诊籍如实记录了他成功与失败两方面的经验教训，为后世信实典范所推崇之作，同时记录了战国时期的医学资料，弥敷珍贵。未来，医、卜、星、相属于下九流，最被权贵所鄙弃，但司马迁是一位伟大的人民史学家，把医家与公侯同样重视，写了列传。《史记》除此例诊籍外，还有一首"仓公歌"流传着世《瓜蒌薏、雄黄、柏研各等分末，主治气痛卒死，吹入鼻中即醒了。

　　仓公深慕明医，受师公乘阳庆。公乘要求他"尽弃旧方"他做到了，从此更进，终成一代大家。什么是"尽弃旧方"！说的哪哪说，就是洗脑、脱胎换骨。对现代青年来说，就是要把已经根深蒂固的种种思维定式，彻底抛弃，四方眼界，飞速，养成整到古方医学是唯一的缺口。只理论上要听明经贤，临床上要听经验者。用药大活学听辨者卒经验。以上述进步的彻底地步。量一定记是我们《《方医疗法的总原则，他的理法方药的大环节，是我们必须遵的纲绳，务力遵守，才能完成他们伟大历史使命，中医才能发扬，普信之万世！

李可
X·23夜

编者的话

大学时期就接触了太师父的《经验专辑》，当时即被太师父李可老中医的霹雳手段所震撼，照猫画虎，也略有小得。之后有幸能拜入师门，并在基地读研学习，跟随太师父与师父继续深造，其间接触了李老的手稿与录音等相关资料，阅读后很多疑惑豁然冰释，于是便发心整理此书，以期能让读者更好地读懂李老的学术思想及学习李老的用药经验。

李老给第三代门人的信中写到其一辈子就是一个四逆汤一个理中汤，再次学习，体悟更深。书中李老用了很多接地气的比喻，比如中气就是元气的"后勤部队"，元气在哪一经和邪气"打仗"就出现哪一经的主要矛盾等，许多李老反复强调的内容通过这些平实的语言会显得更接地气，更易懂。

本书收集了李可老中医的讲话、手稿、书籍内容及平时的录音整理，按理、法、方、药、病案的体例进行编排，同时此书尽可能地保留李老的原话。编写过程中或有疏漏，望各位老师及读者予以斧正。

三代门人李永春

前　言

　　适逢李可中医药学术流派国家传承基地成立十周年之际，基地二三代门人同心协力，将师父李可老中医生前留给我们的医话医案进行了系统整理。两年前，我的弟子李永春医生利用业余时间开始收集录音及李老的手稿，并全部转换成文字，经大家反复修改后按照师父的学术思想进行了编排。

　　为了让更多人了解李可老中医的学术思想及其在临床的应用，将师父近60年临床实践中总结出的部分自拟方及其治疗的典型病例编排在后，并总结了组药的临床适应证，如此形成本书系统的理法方药章节。

　　师父李可老中医倡导回归汉代以前的中医之路，谆谆教导后学之辈："明理是学习中医的第一步，用病机统万病，执万病之牛耳。"其一生以"难症痼疾，师法仲景"为座右铭，临床用药遵循仲景方药格局，这是李可老中医医路的独到之处。中医是治病了的人，而人时刻在发生变化，故书中所用的药物及其剂量只是针对当下看病的那个人，读者切不可照搬照用。在此郑重声明。临床医生只有在辨证的前提下施治才是中医的思维。

　　无偏不成家，若成大家必不偏。此医话医案也映射出师父的人品医风医德。他书与青年一代的"立大志受大苦成大业，中医复兴舍我其谁"的话语激励着无数年轻中医人。作为李老的学术继承人，我们永远怀着一颗感恩的心与大家共同参悟中医，提高医技，恪守职责，为我国中医药事业的发展尽一份力量。

吕英

2020 年 3 月 25 日

基地历史使命

一、历史使命

1. 基地成立，标志中医复兴大事列入国家议事日程。我们流派的传承模式，得到国家认可。

2. 打破全民医保大困局，"六二六"的历史经验给我们提供了借鉴。十三亿人口大国只有中医主导才能脱困，利国利民，走出一条有中国特色的全民医保之路。这一伟大历史使命将由青年一代去完成。你们欣逢盛世，要为人民为国家建功立业！

二、鱼和渔的故事（正确思路，触类旁通，举一反三）

1. 气一元论本气自病，顾护元气为第一要义

（1）久病虚弱，救胃气为先，运中土，灌四旁，以养五脏，加强人体自我修复功能，以保元气。

（2）重病危症，救阳为急。

2. 救误、因势利导

一气周流，万病看"象"（伏邪征兆）。

风、冠心病女教师，病程10年，基本痊愈后，每月经期必犯，寒热如疟，呕吐耳聋，犯一次重一次，成痼疾。即《伤寒论》之热入血室，风寒湿邪由表入里，深伏血分不能透达，因势利导，予小柴胡汤加黑芥穗一剂而愈。

太阳葛根汤证：一青年甚壮，类关5年，关节肿大，痛不能步，经服乌头汤月半，突然痛剧发热，七日便如羊屎，渴饮

无度，由三阴转入阳明，予大黄附子细辛汤及硝菔通结汤一剂而愈，活到 60 岁未再发——阳明中土，不再复传。

三、公乘阳庆与仓公的故事

仓公，即淳于意，西汉初名医，生于公元前 215 年，山东临淄人。曾任齐国太仓长，后人尊称为仓公。《史记》有《扁鹊仓公列传》，记载了他的医疗事迹及 25 则"诊籍"，是中医医案之始。他的诊籍如实记录了他成功与失败两方面的经验教训，成为后世借鉴的典范之作。同时记录了战国时期的医案资料，贡献很大。本来，医、卜、星、相属于下九流，最被权贵所鄙弃，但司马迁是一位伟大的人民史学家，把医家与公侯同样看待，写了列传。除了《史记》的 25 例诊籍外，还有一首"仓公散"流传后世（瓜蒂、藜芦、雄黄、枯矾各等份为末，主治气闭猝死，吹入鼻中即醒）。

仓公谦虚好学，曾拜公乘为师。公乘要求他"尽弃旧学"，他做到了。从头学起，终成一代大家。什么是"尽弃旧学"？说得难听点，就是洗脑，脱胎换骨。对现代青年来说，就是要把已经根深蒂固的种种思维定势，彻底抛弃，回归岐黄正道，养成鉴别古今医学是非的能力。在理论上要听《内经》的，临床上要听张仲景，用药大法要听《神农本草经》的。凡与上述违背的彻底抛弃。气一元论是我们从事医疗活动的总原则，它的理法方药四大环节，是我们必须遵循的铁律，只有这样，才能完成我们的伟大历史使命，中医才能复兴，并传之万世！

李可

2012 年 2 月 23 日夜

李可老中医经典语录

一、李可老中医致青年一代

立大志，受大苦，成大业，中医复兴，舍我其谁！

人民儿女，菩萨心肠，英雄肝胆，霹雳手段！

二、李可老中医致第三代门人

天将降大任于斯人也，必先苦其心志，劳其筋骨，饿其体肤，空乏其身，行拂乱其所为，所以动心忍性，曾益其所不能。

生于忧患，死于安乐！

——孟子

火神派始祖郑钦安独得医圣张仲景不传之秘，创"坎中一点真阳乃人身立命之本"，生命之奥秘全在于此，因此，一首四逆汤可通治百病，此论先天肾气。

彭子益先生以易论医，创河图五行运行以土为中心论，中气如轴，十二经（五脏六腑）经气为轮，轴运轮转，轴停轮止，生命终结，此论后天胃气。

二气实是混元一气，先天后天互为其根，"火生土"是说先天一点真阳乃原动力，此火一动，四维升降各循其道，生命欣欣向荣，此火一熄，阳根被拔，生命终结。"土伏火"是说后天胃气（中气）乃先天肾气之根，生命之延续全赖中气之滋养、灌溉，土能生万物，无土不成世界，同理，人身之中土即脾胃一中气，中气左升右降，斡旋运转不停，五脏得养，生生不息，此即运中土，溉四旁，保肾气法。

治本气之伤，须分轻重缓急。

有胃气则生，无胃气则死，保得一分胃气，便有一线生机，理中汤、桂附理中汤。

太阴之伤，损及少阴，阳根将拔，生死关头，救阳为急，大破格。保得一丝阳气，便有一线生机。

我一生的体悟，粗略如上。

目 录

第一章 医理

一、李可老中医医话

（一）元气

肾气又称元阳，命门真火，乃生命的根基和原动力。所以《易经》讲："大哉乾元，万物资始！"通俗讲就是有了太阳才有生命，阳气就是人身的太阳，从养生治病的经历来看：阳虚则病，阳衰则危，阳亡则死；所以救阳、护阳、温阳、养阳、通阳，一刻不可忘；治病用药切切不可伤阳。所以古人云：万病不治，求之于肾。求之于肾就是救阳气。

（二）中气

再下来讲胃气，一般叫中气。先天肾气和后天中气的关系：后天无先天不生，先天无后天不立。《内经》曰：五脏皆禀气于胃。所以引申出重要的原则：有胃气则生，无胃气则死。古人比喻：脾胃如釜，肾气为釜底之火，肾气就是肾阳。所以《易经》对后天脾胃赞曰：至哉坤元，万物资生。一个先天——太阳是万物的开始，脾胃是保证人体生生不息的重要脏器。厚德载物，这是赞扬脾土，所以后世治法——补中土以溉四旁，中气运转，五脏得到保证，元阳就保住了。凡是脾胃病，假使理中不效，速用四逆，就是补火生土。中气伤犹可救，肾气伤，彭子益称为拔阳根，从根拔起，生命就终结了。

（三）混元一气

阳气是先天肾气、后天脾胃之气结合在一起的混元一气。很难分清哪个是中气哪个是肾气。我记得读傅青主（的书）时有一段话讲大出血之后怎么样来挽救，原话是："已亡之阴难以骤生，未亡之气所当急固。"大出血之后，损失的血不能马上生出来，但是一旦阴损及阳，阳气一散，这个人的生命就终结了。所以说"已亡之血难以骤生，未亡之气所当急固"，这是治病的要点，这个关一定要把好。

由以上几点可归结为：脾肾为人身两本，治病要以顾护两本为第一要义。明代张景岳《景岳全书》说，治病的时候，假使你错了，宁可错以误补，不可失于误攻，误补犹可解救，误攻则噬脐莫及（表示悔恨到了极点），从这话可以体会这位老先生在临床中一定走过很多弯路，一定犯了很多错误。世界上百行百业难免错误，唯独我们医生不能犯错误，一旦错了就是以人的生命为代价。所以以上这几点我们要铭心刻骨，时时牢记，切切不可忘记，这就是治未病的思想。

元气为何取之不尽，用之不竭？元气的补充全靠中焦中气的运转。中气运转正常，元气就能够往下维持；中气不行，元气就相当于军队的后勤部跟不上了。元气一直在动，无处不到，哪个地方到不了，哪个地方就有病了。

元气动则循环，24小时一个小循环，一年一个大循环。有病则按六经的路走。根据太阳－阳明－少阳－太阴－少阴－厥阴，看走到哪里了，出现哪一经的主证，就说明哪一经成了病的主要矛盾。不可能同时出现很多（主要）矛盾，主要矛盾只有一个。如果中气、肾气均败，则死路一条，只有用大破格先把元气救回来，让它能维持运转；然后再看哪个地方不足，再补；哪个地方堵了，再通那里。

人的元气无时不刻不在用，所以元气的耗伤是最重的耗伤，与古代认为的"阳常有余，阴常不足"完全相反。元气没有足的时候，元气很足则百病不生。

有人天生缺陷，是元气演化过程中的表现。先天的问题，基本就是破格救心汤。根据人的情况来定大剂、小剂，服一段（时间），先保住元气，然后再加强中焦的运转，使元气有补充，病可渐愈。

不要强求要治某病，癌症并非一定要用攻癌夺命汤，主要是看人元气的强弱。比如，胃癌病人，元气受伤，但伤得不重，就可以一方面顾元气，一方面使已经生成的沉寒痼冷一点点去掉，故生附子只用30克；如果药后元气旺，则可无限量往上加，加到元气运转快后，病自消。

根据服药后表现可看出元气运转快慢，比如饭量大增，精神好，睡眠好，心情好，说明元气运转慢慢走向正轨。

这些都在先、后天八卦的范围以内。中医不管开什么方，高明的人一看，是调坎还是坤，坤即土，坎即水。（坎）水是水、火一体，是在火不停运作的情况下的水，不是死水，若火没了，水则成死水，人即死。有时，水不足，稍用引火汤，调一下即可。引火汤补水，故熟地黄用至90克。生地黄补不了水。生地黄九蒸九晒，得到阳光熏蒸以后，本身可产生阳气。生地黄本身是水，加上阳光，加砂仁，成为水、火一体，所以，并非水不足要补水，永远补不起来，要补火中之水。水的温凉全看火的强弱：火强，水自然运转，该吸收的吸收，该排泄的排泄，用不完；元气不足，就是一潭死水，没用。这就（是）先天八卦、后天八卦全在内了。

由于八卦太复杂，现在不强调用八卦理念治病，一般人掌握不了。把先、后天八卦融合在一起，就是一个元气、一个中气。先、后天关系就是元气跟中气的关系。后天主要说脾胃，先天说肾中水火。元气——水火永远是一体的。

乾坤可分成八卦，一能生二,二能生三,三生万物，最后万物复归于一，还是坎中一阳。

（四）大气

大气是人身上阳气的总称。大气与元气不同：元气亡则人死，大气不运——走不到的地方僵硬、疼痛、麻木。人的气血循环的通路，越是下部，越难到达。人的大气，包括肺气，从空气中吸入的外气，大自然的气和本身的元气。四逆汤只能把人身保命的东西保住（元气），大气大于元气。（500克黄芪可打通全身，特别是下肢麻木，要重用黄芪，比如糖尿病下肢坏死坏疽，肿、烂、难愈、厥冷，四逆汤无法通，依然烂、厥冷，重用黄芪，效果显著，三五天即愈。）

（五）邪正的辩证关系

正气攻邪，正气必伤。此句意在表达：邪正不两立，当外邪进入人体后，正气一定要驱逐打压邪气，在此过程中正气肯定会受伤，是毫无疑问的，就像打仗，即使打败敌人，自己也会受很大的伤害。毒药攻邪，十去其六，剩下的五六分、六七分要靠自己养，这是《神农本草经》定下的规律，一定要遵守。一般情况下，如果拿捏很准，正气损失较小。元气取之不尽，用之不竭，只能受到阻挡、伤害（而）减弱；人死，元气尽，元气被消耗光。一边消耗，而后天胃气竭，无法生出元气；即有外邪，胃气衰，元气则摇摇欲坠。治大病，用攻邪法要十分小心，大毒治病，十去其七，剩下静养，在饮食上调理痊愈。攻邪过度，两败俱伤，正气在攻邪的过程中一定会受到伤害，例如大承气汤，通后即不可再用，剩下的部分自己恢复。若接二连三用攻法，外邪去尽，正气也消耗完，两败俱伤。

只要外邪大部分被清除，即使人有病，只要不是非常被动、非常恐慌的状态，元气不断跟外邪斗，能自我调节。有些大病，一直没有进行治疗，却能自愈。这种情况是很多的，病一般不会完全消除，还有一部分，要慢慢养。比如发高烧，用白虎汤，用大量石膏，将热去六七分，剩下的自己慢慢养，若继续再用，会导致阳明虚化成太阴，此为正气损伤的明显表现。治病要将正邪双方力量对比拿捏准，比如破格救心汤，旨在救命，根本不管邪气，只要正气被拉住，阴寒自破。但拉住后，若继续不断再用大破格，正气即伤。

大破格若常服，会致阳气收不住。破格虽是收阳气，但药中有大剂量附子，附子会导致许多本应收敛的东西收敛不住，常服会致发热、脸红、晚上失眠，此为伤阴。古代认为病入少阴，生死各半；进入厥阴，绝死无救。破格救心汤靠敛元气治此病。但好东西也不能一直用，阴阳平即可。

用大破格未能挽回的情况可能不是人体已经不行了，很可能是病的力量是两个团，但只上了一个团，所以失败，若上一个师，则必胜。虽生附子大量使用，但应通的地方未通，正气退回，冲不过去，破冰解凝绝非易事。临床上常出现一些病，发展势头很慢，要一点点化，若用药猛，反而相互阻塞，坚持不下去。治大病一定要把正邪两方的力量对比拿捏准，若病邪力量非常大，成为一座冰山，需用霹雳手段，"咔吧"一声将冰炸开。

临床辨证要准确，要把假热证，真寒证弄清，若按原证去治，大量用清热解毒类药，会致病不愈，甚至身体也渐渐变差。有些病人得病三五年，初得病时为一健壮小伙子，治到最后甚至走路也要拄拐杖。这类病人，要治药误，而非治病，先把受伤的元气（肾气、胃气的混元一气）中两个外人最能看清楚的东西恢复起来。好比吃不进饭，为胃气不行，走三步路即气喘，为元气不行，这样病人要赶快救胃气、救元气，治病可以放到其次。

正气与邪气不两立，邪气一进入，正气发觉邪气进入，即布防消磨，直至驱邪外出，如果正气虚得很，外邪只能走一部分留一部分，一来二去，三年五年，积攒的东西，就成了我们常说的三阴伏寒，跟结了冰一样。这种情况下，若用药过猛，不但寒冰化不开，反而元气也赔进去了。

《内经》有一句话"少火生气，壮火食气"，什么是少火呢？少火就是慢慢调节，就是火生土的那个火，而不能让我一下充斥表里三焦而致人烧死。所以，正邪的问题这么理解就对了。所以说，用药时，本来什么都正确，为什么病邪无好转？那就是正邪交争时，正方败了。

再比如肠梗阻，到了关键的阶段，一通就要停药。如果继续再通，通下去的都是元气，把元气打走了。我的《专辑》上有很多这类病例，一位老人，男性，患有很多疾病，最后得了老年高位肠梗阻，梗阻的部位在胃下口到肠上段，这是最难治的一种病。一方面病人元气大虚，另一方面邪气极盛。此时，只能用硝蒯通结汤合人参，再加沉香、木香类通气药，并研磨成汁，兑入药中，告知患者中病即止，勿再服。但患者谓药浪费可惜，遂续服，致第二天下午就出现气短。

邪气进入人体，正气就要对抗，用药就是帮助正气攻打邪气，有几分邪气，只能用几分药，不能过度，一旦过度就会伤正。正如《伤寒论》所说中病即止，不必尽剂。如本为太阳表实，予麻黄汤汗后，人舒服，余药倒掉即可。若再服，大汗亡阳，汗与阳气同时出去。表若开得太过，伤正；正气在对抗邪气时，本身已受损伤，若不受损伤，外邪必不可入。"邪之所凑，其气必虚，正气内存，邪不可干"。

此表达不太准确，但基本上是对的。这句话提醒：在治病时，常把顾护元气、胃气放在第一位，攻邪是次要的，元气旺，邪气自去。古人论，一家中有十口人，九人是君子，一个是小人，自无地自容，灰溜溜走掉。

中医治病，一定要立足于保护元气。彭子益之所以正确，就是因为他说：所有的病，不论是外感还是内伤，首先是本气先虚，若本气不虚，任何病都不会得。治病时要想到，敌人进来一个团，我上一个师把邪直截了当地消灭在国门外，我即使受点伤，慢慢也能恢复；若只上一个团，会等量相持；若上一个排，反被邪吞没。

清代大医学家喻嘉言写过《医门法律》，定出了数条会致病人受伤的"医之罪也"，此即论述正邪关系。

夏天，既有天气湿热，又有本气不足，人患痢疾，由太阳经，邪气入内，此时当扶正气，目的是让邪气由进来的地方出去，疾病可愈；若痢疾、腹泻、腹痛、便血为邪，用攻法，会引邪入里，消耗元气而死。恶性痢疾人死甚多，即由此因。"痢无补法"，《内经》曰"滞下"，不停腹泻，而排不尽感，排便无力，里急后重，为中气下陷，到脐以下，致腹胀，动则喘。病由表来，当扶正解表，用人参，保中气，用药将太阳经微开，即愈。

大病在相当危急时，不能治标，只要保住元气，防止其散。元气自有对付邪气的办法。

极虚的病人，虽是肺部疾病，不能托透，先救胃气，胃气恢复不了，人就不行了。

"三仙"，消食导滞，一方面护胃气，一方面把积存的东西清理一下。由左尺沉，不想吃东西，动则气喘，可看出中气、肾气都不行了

五虎汤的主要目的是调和营卫，让病人出汗，同时托透。五虎汤托的作用很轻，重在透，主要是解表。五虎汤主要用于无汗，太阳表证中的表闭，禁用当参考《伤寒论》中"可汗""不可汗"。

（六）难症痼疾，师法仲景

单纯脾胃问题，用理中剂；若面黄肌瘦，脉微细，完谷不化，五更泻，加附子、肉桂，达到增加釜底火，保证运转的目的。因为火生土，故火永远为根，桂附理中比理中更深一层次。治病不可单打一，不可肾病治肾，会出偏差，要全面考虑。

治病的阶段性要灵活掌握六经，从太阳、厥阴转化，判断到哪一经，则从此为主。此病人原为三阴病，寒邪充斥表里三焦，用药后，阳旺，有由里出表的可能性。从少阳出，把少阳调好，下一步，继续托透，用麻黄附子细辛汤。托透方众多，如麻黄附子细辛汤去麻黄，

则成桂枝汤加附子、细辛，也属托透。桂附理中为托而非透。透为有意地让邪外出，托为扶正气，让邪自行外出，托到一定程度，病人自会出现无故臭汗，吐出杂物、泻出杂物（汗、吐、下三法）。此三法虽为伤寒治病之法，但人自身亦有此倾向。正气足，虽不用汗、吐、下，而病人自汗出、呕吐、泄下臭便。人的自我调节与六经转化一致。伤寒六经方法都是根据人自身升降功能总结而来。近一百年来，少用吐法，故有些病在中上焦，需较长时间才能痊愈，若掌握吐法要领，对于上焦病，可遵"其在上者，因而越之"。吐后，人立即轻松，如苦丁香（甜瓜蒂），研粉后鼻饲，会出黄水，亦属吐法。可治严重黄疸，属吐法，是上法。如病人吃坏肚子，胸膈、胃上半部无法消化，无法排便，可熬盐水，后用鸡毛探喉头，可立即病愈。当今多为三阴病，且厥阴占多数。汗、吐、下为禁。用则伤人，吐（法）用治实证。用盐水是因咸能润，水能润，润后，杂物可被带出。古人的方法都有深刻的道理。由日常生活事物领悟出：如提壶揭盖法，用治小便不利，肺为水之上源，稍开肺气，发汗，肺气一开，小便自利。

舌根肿，论为少阴阳虚，此"少阴"为"少阴病"其中一种表现，少阴病表现众多，非《伤寒论》"但欲寐，脉微细"可总结。少阴之脉，循喉咙，络舌本，舌本为舌根体。舌根无故肿为少阴君火不能化湿，用金匮肾气丸加强肾气，即自行消失。若舌突然肿痛，无法转动，为心火，心经火当用黄连泻心汤；但肿不痛，无知觉，发木，为釜底火不足。故同样证候表现形态不同，需考虑君火或命门火，需慢慢体会。

大小便问题，人们最容易忽略"前后二阴"也属于"窍"（肾主二阴，厥阴之脉络阴器）。小便排除实热证外，"中气不足则溲便为之变"更普遍，更关键。从九窍察病，是"无声处的惊雷"，要特别关注。

四诊八纲要每日总结，每一位病人都要望闻问切四诊，得到什么主要印象，用药依据，需每日总结，经验要慢慢积累！

多临床，早临床！什么都不懂也要临床！今天学小柴胡汤，以后遇到小柴胡汤证就用，看有什么体会。实践永远是第一位。

少阴病不止"脉微细，但欲寐"六字，此六字只为提纲。如脉微细，微为阳虚，细为阴虚，但欲寐，总欲睡而睡不实在；若呼呼大睡，无法醒，则进入厥阴状态（昏），非少阴，而进入厥阴经。微细为基本脉。但有很多变脉，如弦、紧、实、牢、疾。如脉不微细，反似铁丝，跳动有力，无任何柔和感，为无胃气，为死脉，有很大的危险性；也包括迟、慢而无力，而到厥阴变为疾、快慢均为少阴病。但欲寐为主证，昏迷，身困乏不堪均属少阴病范畴。以上只可从临床看，变局众多，有几十种。正局脉微细，但欲寐；变局，不仅不微细，反而弦、紧、实、牢、疾，也属少阴，即将转向厥阴。如"脉病人不病号曰行尸"，此为病人神去，只剩躯体。人病脉不病，则为小病，故脉为重点。诊脉时，非关注某部为某脉来确定疾病。若用这种方法只有详细问病人，才可解释脉象。如病人得病数十年，遇事或交节而病，只要问诊可知，无法从脉象得知。

食入吐，甚至饮水即吐，为阳明不降，原因众多，如食积、大肠问题。若同时口干、口苦，为胆经不降；若同时喜甜食，为太阴虚。此时，当先和解少阳，少阳一通，则病自愈；若不愈，则传阳明，因有口苦、口干，已有化热之象，知传阳明而不传太阴。

大病的治疗要分阶段，六经层次分明，这样才能抓住主要矛盾。

六经的层次主要是表里、虚实；大病三阴为主，如果胃气、肾气都不行了，就属厥阴。巅顶胀痛，口舌无故跳痛，男子阴器、女子乳头均为厥阴。舌根发麻，语言不利，少阴转厥阴。

厥阴热厥变证百不见一，多为寒厥本证。只有在温病的条件才有热厥变证。也有厥阴中化、热化出现一些假热现象。把它收回来即可。与厥阴热厥的治疗方法完全不同。热厥伤的是水，寒厥伤的是火。热厥会不断将水耗干，包不住火，火也散，这种情况很少。人身水火正如坎卦，二阴之中有一阳，有两种病理状态：一为水少；二为火不行，水多火少，致火灭。

（问：厥阴病寒热错杂，是说局部的寒热错杂，还是整体的？）李可答：也可能是局部的，大部分是整体的。因为人身上就是一个水一个火，这两个东西到最后都没有了，厥阴病反而是发热的，有好的希望；它完全是一块冰的话，就破不了了。所以，厥阴病不怕发热，发热是好现象，说明还有力量，阳气还能调动起来。《伤寒论》条文中，寒和厥，属于脏厥，脏厥则死，我们现在治的很多病都是脏厥，但是救过来了。

从三阳到三阴，三阳有开阖枢，三阴也有开阖枢。三阴开阖枢最后又转到了三阳。此为正常生理。病理情况下，无正常开阖枢，要制造开阖枢的条件。多临床，才可体会标本中、开阖枢重要性。

失眠是纯虚证，阳不入阴，即坎卦与乾卦脱节，要小剂破格加熟地黄、龟甲等。或中焦阻隔，胃不和则卧不安。胃中有痰，痰阻心火不能回归肾水，祛痰即可——半夏秫米汤。失眠的病机很复杂，要补阴、补阳，协调阴阳，平衡于阴阳。

李某病例，失眠，五更泻，为寒湿内阻，是脾的问题，阳不入阴，阳太虚，阴太盛，用理中加紫油桂，脾胃好，泻止，阳可入阴（油桂1.5～3克，不可多，米丸吞，引火归原；高丽参最多45克，五灵脂等于人参用量或1/2人参用量，砂仁30克足矣，白术等量于干姜）。

经方比例很重要！比例错则主攻方向变。

《伤寒论》中煮、煎、熬三字的含义：

煮，加水加热，文武火依方而定。

煎，小火浓缩，煮后去渣再煮成浓缩液，为"和剂"煮法。

熬，小火、焙、烘，不加水。

乌梅丸由丸制汤时，要加30克炙甘草（1/10量）。因乌梅丸炼蜜为丸。无蜜，则加炙甘草30克。

乌梅汤使用时，煮最后几分，可放入大米，以保胃气。古时，制乌梅丸，打粉后，入蒸笼，上为乌梅粉，下为大米。重在保胃气。

三阴病邪气多由三阳经而出，以太阳经为主；若直接由三阴经冲出，则为肾虚太过。

阴竭阳亡之时，山萸肉 120 克足矣。

性格不好的人，肝经的气总是凝结的。气有余，便是火。常易出现少阳、孔窍的问题。

人体有自我修复功能，治病中要分清虚实。

大、小柴胡汤，五（个）泻心汤，旋覆代赭汤均为和解剂。柴胡桂枝汤、干姜汤，当用和解剂煮法。

（七）经方的不传之秘在于药量

传承《伤寒论》（作者：张仲景），我们老祖师的经验，有两点要求：一个要用他的理和法，第二个就是要用他的方和药。理和法当然大家都清楚了，但是如果方和药的环节不到位，也不可能成功。因为汉代的度量衡，20 世纪 80 年代考古发掘出来一个大司农铜权，这个东西是汉代的度量衡。根据这个度量衡折算，汉代一两约为现代的15.625 克，如果把后面的 625 去掉，那么就是（现代一两）的一半。汉代的一斤相当于现代的半斤。古代用《伤寒论》的方法是只用它的十分之一，所以这个不能治大病。

所以我们当时用《伤寒论》的（原量）方法也是冒了很大风险。都是我们自己开始试用，我们自己吃完后，觉得这个东西反应不太大，遇到重病人才敢用这种方法，但是这个方法治愈的病人还是有限。所以最后遇到一些特殊的、奄奄一息的、马上要去太平间的这种重病人，附子就加到 200 克。200 克相当于超过《伤寒论》（附子用量）的好多倍了，一大批病人就用这个方法救过来了。所以我们就感觉到这个经方的不传之秘在于剂量，这个我是深有体会了。

所以我和我的弟子们对这个东西长期研究，我是历经了 56 年的时间，其他人有十年以上的，有六七年的，有七八年的，有一些开始学的第三代弟子，他们也用我们这个方法，首先去亲自尝药。当然尝药这个东西，你没有病尝啥药，这个必须有保障措施。这些孩子们在尝药的过程中，必须体会到药的效用、副作用，但是它的（副作用）不会重。因为只有这样，将来你在用张仲景祖师爷方子的时候，才能够放心大胆地治病。

20世纪50年代，吴茱萸煮开后3～5分钟，整个家里都是吴茱萸的气味，这种都是野生的，现在的都是家种的，没有那么大的力量。所以，50年代用吴茱萸一定要提前洗，洗6～7次然后再煮就比较缓和了（问：胃气弱的人，就有点耗气了，吴茱萸大剂量，多少算大？李可答：1升50克，《伤寒论》最多就1升。）

《伤寒论》生附子最重的一枚50克，相当于150克制附子的力量。《伤寒论》四逆汤类方不要求久煎，在附子毒性发挥最高的时候最有效，而且要把附子破8片，只是要求把黑皮刮掉，这就是张仲景有意要利用这个毒性，可以这么体会。所以不是说张仲景时代还认识不到附子的大毒，这是错误的，而且要求"以知为度"。所谓"知"，就是舌尖麻木，口舌麻木，有点感觉就说明到位了，如果没有感觉就往上加。

（八）总结常见病主要用方

太阳经——麻黄附子细辛汤、桂枝加附子汤、葛根汤、大小青龙汤。

太阴经——脾胃——理中汤、桂附理中汤（附子、肉桂），理中汤只解决太阴问题，但太阴由火生，火来源不足，加附子、肉桂，理中汤为半个四逆汤。

阳明经——白虎汤、大小承气汤。

少阳经——小柴胡汤。

少阴经——四逆汤、通脉四逆汤、白通汤、白通加人尿猪胆汁汤。

厥阴经——当归四逆汤、当归四逆汤加吴茱萸生姜黄酒汤。

若发生变化，治疗错误，如本为阳明病轻证，白虎汤中石膏用一两即可，但用过多，加大黄，引邪入里，致阳明虚，成为太阴（病）——阳明虚化即太阴，此时理中汤救太阴；若无效，说明少阴也受伤，需加附子、油桂。三阳证处理时最易过头，如太阳汗多亡阳成少阴病。

少阳小柴胡汤为和解表里，转枢之地，转化的机会。三阳易受损，但未涉及少阴，此时和解少阳，则太阳、阳明自然解决。

所有三阴经寒凝，阳气不通，均可用附子。附子功能为通、大辛、大热、大毒，通行十二经表里内外，无处不到。人最后之际，阴邪充斥布满表里三焦内外，阳气无法通行，附子可破此阴邪，则阴可散，阳可出。

三阴三阳为生理的度——太阳为最足，受邪麻黄一发即可，厥阴最少。表证误攻下（大黄），引邪入里。用麻黄附子细辛汤治疗太阳经误治后，元阳元阴仍充足，易治愈；若进入三阴，则难。

元气无法补充，用脾胃维持，附子不能补元气，而重在通。巴戟天，肉苁蓉、鹿茸、胎盘可补先后天阴阳。其他药则作用为和、通、解表、泻下等八法。温通为附子，但附子不能补。

（九）论伏邪

发病与季节有一定的关系，称为时令病。如冬天得的病，在夏天借天时帮助，好得快。冬天一切寒证，冬病夏治。

一小女孩，右手溃烂，痒而不痛，去年夏天发病，至秋冬渐愈，伤处逐渐缩小。春节前扩大，质硬。（这）要托透，全数透出，一方面清热解毒，一方面排脓化瘀即可。不可压入体内，表面虽愈，实为深入，清热解毒用金银花、连翘，温病类药，再合麻黄附子细辛汤。

一手得病与双手有何区别？

有些对称的疾病，西医认为与神经系统有关，若单纯一处，手背，为手三阳经，肿否？微肿，微鼓，不痛。不痛则成虚证，不可多用清热，属半阴半阳证。虚证一般不痛，有些虚证会剧痛，为寒性凝结（非化热），寒痛，痉挛性，往一处凑；热痛为扩散性，一大片，走窜性痛。

若两手病，需辨证，如外科疮疡类，要辨清阴阳、寒热、虚实，病因，让其由来路而出（来的那一经），故此类病多用托透。若辨不清，先托透——麻黄附子细辛汤；热证也可托；若为半阴半阳，可用十味神效汤，自拟分量。

时间长，基本为虚证（问：此为虚还是半阴半阳）。李可答：半阴半阳。（问：何处体现阳）。李答：主要考虑阴，阳会焮赤肿痛（问：是否有经前症状）。李答：为一位 5～6 岁女孩。虚证，纯虚证当托透：用黄芪、白芷、炮甲珠、皂刺加麻黄、附子、细辛，若与月经有关，当和少阳。

要说为阳证——因其在阳经，此三经发出的病，交节发作，内伏邪重，疑在治病过程中用错方法，将邪压入，而致春节前复发。人自身有治病功能，身体不适之处，自行调节，驱邪外出。根据表现出的苗头，因势利导，虽当时症状加重，实为伏邪尽发于外，病愈。若经前加重，用当归四逆加吴茱萸托透。若寒证不明显，不加附子、干姜，加柴胡、白芍，过凉过热药均不用。重在和，若用黄芩，必加干姜，以治肝胆，厥阴少阳同病。

用麻黄、附子、细辛托透的同时，可用引火汤 1/3 量适量的收敛。

（十）关于痒与痛

痒麻为虚，疼痛为实。痒，病在卫分，或因气虚不能固卫，致外邪阻于毛窍；或因营血不足，外邪深入血分。用桂枝汤加生黄芪、当归、定风丹（参看乌蛇荣皮汤方义解）、赤小豆之类。入血者，加黑芥穗、皂刺、白芷透发之；在皮毛者，重用蝉蜕。《验方新编》有不少治痒妙法，颇效，可参看。内经"诸痛痒疮，皆属于心"。文中之"痒"字，有人认为是"疡"（外科疖肿之统称）。一切皮肤病皆内发于血分。心主血，故与心有关。临证要作具体分析。内经成书于两千年前，古代印刷术不发达，常靠手写传抄，难免错简。一字之差，满盘皆错。山西省中研院已去世的一位靳老先生曾说："《内经》'凡十一脏皆取决于胆'有误。古代竹简皆竖排，'十一'二字是'土'字之误，把两个字误为一个字。"人身共有十二脏腑，心为君主，肾为先天之本，脾为后天之本，何以胆腑能决十一脏呢？不通。如改为"土"，则土为脾胃的代号，胆属相火。相火包括了下焦命门之火，火能生土。说土脏（脾胃）皆取决于胆（火），顺理成章，并能正确指导临证。凡一切脾胃虚寒证，久治不效，改补命火则立见转机。参附汤何以能治上腔大出血？正是补火生土，以阳统阴之故。《内经》是中医理论的源头之水，每一个论断，皆寓深义。临证日久，自有体会。

（以上据李可老中医录音及资料整理，有删减调整）

二、思路与方法

（2008 年 3 月东莞首届李可老中医学术思想研讨会）

西方医学界在 21 世纪初提出了威胁人类生命的十大医学难题，他们经过了一百多年的努力，没有成功，基本失败了。现在由中国的中医来做这份答卷。

西医为什么失败？不是方法，而是思想，而是认识论。他们的手段十分先进，是由现代尖端科学武装起来的，对局部疾病的认识，精确到分子水平，可以做器官移植。但他们却忘记了活生生的人，忘记了一切疾病只是整体失调的局部表现。"只见局部，不见整体"。正是这八个字，把西方医学引入了死胡同。

2007 年 11 月，美国食品药品监管局（FDA）宣布了一项重大决定：承认"中医学是区别于现代医学的、东方的系统的医学体系"。这是一个重大信号，表明医学的出路，不在西方而在东方！表明西方医学界要向东方老人吸取中华文化的无穷智慧，脱出困境。

什么是古中医？和西方医学的分水岭何在？答案是认识上的差异。古中医认识人与宇宙的立足点是"天人合一的生命宇宙整体观"。世界是一个大宇宙，人身是一个小宇宙。人最早的生命是天地大气所生，并与天地大气在千变万化中和谐一致。这是中华文化第一经典《易经》的观点，《易经》是母典，是论道之书，是后世人诸子百家一切发明创造的源头。医学领域中，先贤以易道论医，产生了《内经》，东汉张仲景集易医之大成，经过多次与大型瘟疫的斗争实践，写出了《伤寒杂病论》。至此，奠定了古中医学辨证论治的理论体系与完备的临床实施要则。在世界的东方，中华先贤首先完成了世界上第一部理论与临床完整结合的医中经典，较之现代西医早了一千六百年。由于张仲景的不朽功绩，后世尊称他为医圣。

我遵循这条古中医学的路子，实践探索52年。深深体会：六经辨证的一整套理法方药，可以囊括百病，从重危急症到一切外感急性传染病，内伤杂病，以及现代罕见疾病谱中的奇难大症，都可以从中吸取智慧，找到解决的办法。因此，她又是攻克世界医学难题的一把金钥匙。

由于古中医学的传承在一千八百年间发生多次的断层，因而这份宝贵的遗产，连同古中医传统，处于濒临灭绝的境地。怎样使我们的国魂与医魂归来，重振雄风，再创辉煌，实现伟人毛泽东"中国的中医要为世界人民的生命健康首先做出贡献"的遗愿。只有一条道路，那就是彭子遗书《圆运动的古中医学》。学彭子遗书，要鉴别古今医家之是非，逐渐走出误区与迷阵，只有脱胎换骨，才能回归经典——从两千年之前，从头学起。以破釜沉舟的决心，大无畏的勇敢精神，解剖自己，告别过去，重在实践！

以下谈谈我52年的医路历程，重点是学习伤寒的一些体会。

（一）思路与方法

1. 基本观点

（1）凡病皆本气自病。

本气，即人体与生俱来的先天肾气（元气、元阳）与后天胃气（中气）构成的浑元一气。为人生命之两本，两本飘摇，危若垒卵。

（2）有胃气则生，无胃气则死。久病，难症痼疾，重危急症，先救胃气，保得一分胃气，便有一分生机，见病治病，不顾两本，妄用苦寒攻伐，医之罪也！胃气一伤，非但不能运化饮食亦且不能运载药力。凡治病，以顾护胃气为第一要义！

（3）胃气是五脏的后勤部，运中土，溉四旁，保肾气，是治病救危的一大法门，五脏皆禀气于胃也。故理中汤可治百病。

（4）先天肾气号称命门之火，火神始祖郑钦安谓之："唯此一丝真阳为人生立命之本。"彭子叫作"阳根"。五行圆运动之理，火可生土。脾胃如釜，元阳为釜底之火。故凡治脾胃病本药不效，速温养命火，火旺自能生土。故桂附理中汤又是救胃气，治百病之要方。

（5）五脏之伤，穷必及肾。生死关头，救阳为急！存得一丝阳气，便有一线生机。破格救心汤。

2. 伤寒心悟

（1）一部伤寒论，397 法只是两大法：保胃气以救肾气，救肾气以保胃气之法。113 方只是两方，理中汤与四逆汤。太阳病条文最多。误治最多，救误之法最多。汗、吐、下误用，所伤者胃气（中气），救误即是救胃气。胃气一伤，升降乖乱，当升者反而下陷，当降者反而上逆，五行运动不圆。救胃气以复中轴，升降复常，四维得安，病愈。至少阴病阶段，一点真阳将亡，出入废则神机化灭，升降息则气立孤危。生死关头，阳根将拔，破阴回阳，以挽生命。学伤寒要由博返约。正如彭子指出的那样"伤寒之理路，只'表里寒热'四字。即可贯穿113 方中，合之不过三方（中气、营卫、脏腑）而已。否则 113 方竟成 113 个主脑，我被方缚住（成为方的奴隶），我便不能用方矣！"

彭子以易经河图中气升降之理，破解四大经典，一线贯穿，一通百通，可收事半功倍之效。但要循序渐进，万不可跳跃式的浅尝辄止，需清楚明白方好。然后反复实践、领悟，必可成功！

（2）伤寒六经，实是阴阳两经。三阳统于阳明，三阴统于太阴，胃——脾——中气之升降而已。中气者人之本气也。万病皆本气自病。本气强者，邪从热化、实化，便是三阳病；本气弱者，邪从虚化、寒化，便是三阴病。医者治病，助人体之本气也。治之得法，阴证化阳，由里出表；治不得法，表邪内陷三阴，步入险境。故治病要密切观察，注意转机的出现，一见苗头，便要判断发展趋势，及早为计。还要牢记：阳明之燥热（为标）永不敌太阴之寒湿。治标宜中病则止，不可过剂。大实证，一通便要停药，否则阳明实证转眼变为太阴虚证，中气一伤，变生不测。若泻脱中气则顷刻转化为少阴亡阳危候，多致不救。

（3）现代人类体质多虚，阳虚者十分之九，阴虚者百难见一，六淫之中，风寒湿为害十之八九，实热证百分之一二。地无分南北，国不论中外，全球如此，临证万万不可大意。

（4）引申出一条重要原则，一切外感必夹内伤，因此，麻黄汤、银翘散、白虎汤绝不可用，唯麻黄附子细辛汤加人参、乌梅、炙甘草可通治一切外感。因为它在开表的同时，以固本气为主。属于扶正托邪法。

（5）人身各部，头面四肢，五官九窍，五脏六腑，筋骨血脉，但凡一处阳气不到便是病。沉寒痼冷顽症，一切肿瘤皆此因。当知病之来路即是病之去路。邪之犯人，由皮毛、肌腠而至经络、脏腑，由表入里，由浅入深，层层积压，深伏于三阴要害而成病，当遵内经"善治者，治皮毛""上工治其萌芽"的古训，以麻黄附子细辛汤法，开门逐盗，扶正托透伏邪外出为上。

（6）"坎中一丝真阳为人生立命之本"，一部伤寒论，113方，使用桂枝者43方，干姜24方，附子34方，温通阳气之剂占总方的百分之七十。医圣的着眼点、立足点，全在卫护元阳上下功夫。113方，一首四逆汤足矣！生死关头，救生死于顷刻。春夏之际，以小剂四逆汤养阳，必能对抗一些当代错误生活习惯对人身的伤害，而达到养生、长寿的目的。

（7）近两个世纪，火神派的诞生，为先圣继绝学，冲破迷雾，拨乱反正，引导古中医学回归经典正路。圆运动古中医学的出世，在更高层次上，全面继承易医大道，使古中医学成为系统的医学科学。二者的有机融合，将使古中医学纵横于天下。

（二）攻关纪实

1. 器质性心脏病，包括风湿性心脏病，肺源性心脏病，冠心病，扩张型心脏病，小儿川崎病，世界罕见心脏病，癌症晚期并发三衰；这一系列的病，现代医学经过近两百年的努力，没有解决。结论是不可逆转，起搏器、搭桥、做支架、更换瓣膜，这些都不能从根本上解决问题，最终还是死于心衰。全球每年死于各类心脏病的患者接近一千万。心脏病仍然是人类的头号杀手。

在张仲景、孙思邈时代，中医已经基本解决了心衰的急救与病后康复。但这些宝贵的遗产由于传承断裂而失传。

我从1959年到1961年三年内，开始研究心脏病。三年内共治7例，有5例无效死亡，1例存活四个月，最后1例治愈后活到76岁，健康生活30年。从1961年到2010年的49年间，共治各类心脏病人2万例以上，其中有1千例已经由医院发出病危通知、放弃治疗的垂死病人，救活后基本康复。因此，在器质性心脏病领域，中医取得了重大突破和成功！这不单是中国人的事，假使外国的同行，能够接受我们的理念和方法，则得救的将是全人类！

我治疗心脏病的基础方便是破格救心汤。本方是在《伤寒论》四逆汤的基础上加味而成，由炙甘草、干姜、制附片、高丽参、生山萸肉、生龙骨、生牡蛎、活磁石、麝香九味药组成。由于方中重用附子超过药典10～60倍，因名破格。针对一切心衰垂死病人，全身功能衰竭，表里、三焦、五脏六腑被重阴所困，生死系于一发，阳回则生，阳去则死。非破格重用附子纯阳之品，大辛大热大毒之性，雷霆万钧之力，不能斩关夺门，破阴回阳而挽救垂危之生命。为什么要加生山萸肉和生龙骨、生牡蛎、活磁石？因为四逆汤只能回阳于将亡未亡之际，而不能固藏于永久。救活的心衰病人不久又发生更重的心衰而死亡。读张锡纯氏著作，得知人元气之脱，先脱在肝。肝为生命的萌芽，属六气中的厥阴风木之气，善动而疏泄。又名相火、雷火，（元阳为龙火）。内经定位"君火以明，相火以位"。相火之位在下，在水之中，即为坎中一点真阳。当下焦水寒，逼阳上浮、外越之际，龙未动，雷先动，故亡阳证最早出现寒热往来，虚汗淋漓，目睛上窜，喘不能续，势危欲脱。这即是肝风内动，元气将脱之兆。张氏创来复汤（山萸肉60g、生龙牡各30g、生杭芍18g、野台参12g、炙甘草6g）以救肝之脱。张氏指出："萸肉救脱之功，较参术芪更胜。盖萸肉之性不独补肝也，凡人阴阳气血将散者，皆能敛之。故为救脱第一要药。""山萸肉味酸性温，大能收敛元气，振作精神，固涩滑脱。因得木气最厚，收涩之中兼具条畅之性。故又通利九窍，流通血脉"。张氏对山萸肉特殊功效的描述，来源于实践。发诸家本草未发之秘。造福后世非浅。可适用于一切心衰虚必夹瘀的特征，对冠心病尤为重要。从以上分析，可知四逆汤只能救亡阳而不能救肝脱，阳回之后不能固；来复汤只能救肝脱而不能救亡阳。两者相合则功效无匹。

这就是我在20世纪60年代创立破格救心汤的过程。

破格救心汤增强了张仲景四逆汤类方回阳救逆的功效。破格重用附子、山萸肉后使本方发生质变。麝香、龙骨、牡蛎、磁石的加入更使本方具有了扶正固脱、活血化瘀、开窍醒神、复苏高级神经功能，从而救治心衰、呼吸衰竭、循环衰竭，纠正全身衰竭状态，具起死回生的神奇功效。

临证指要：

本方可挽垂绝之阳，救暴脱之阴。凡内外妇儿各科危重急症，或大吐大泻，或吐衄便血，妇女血崩，或外感寒温，大汗不止，或久病气血耗伤殆尽，导致阴竭阳亡，元气暴脱，心衰休克，生命垂危……一切心源性、中毒性、失血性休克及急症导致循环衰竭。症见冷汗淋漓，四肢厥冷，面色㿠白或萎黄、灰败，唇舌指甲青紫，口鼻气冷，喘息抬肩，口开目闭，二便失禁，神识昏迷，气息奄奄，脉象沉微迟弱，一分钟50次以下，或散乱如丝，雀啄屋漏，或脉如潮涌壶沸，数急无伦，一分钟 120～240 次以上，以及古代医籍所载心、肝、脾、肺、肾五脏绝症和七怪脉绝脉等必死之症，现代医学放弃抢救的垂死病人，凡心跳未停，一息尚存者，急投本方大剂，一小时起死回生，三小时脱离险境，一昼夜转危为安。

应用本方，当心存救死扶伤之念，严格遵循六经辨证法则，胆大心细，谨守病机，准确判断病势。脉证合参，诸症若见一端，即宜急服。凡亡阳竭阴之端倪初露，隐性心衰的典型症状出现，如动则喘急、胸闷、常于睡中憋醒、畏寒肢冷、时时思睡、夜尿多，以及无痛性心肌梗死之倦怠乏力、胸闷自汗等，急投本方中剂；亡阳竭阴之格局已成，或垂死状态，急投本方大剂。服药方法，急症急治，不分昼夜，按时连服，以保证血液浓度，有效挽救病人生命。极重症开水煮药，煮沸一刻钟后，边煮边灌，二十四小时连服 3 剂。

附子的毒性问题：

附子为药中第一大将，大辛、大热、大毒，驱寒毒，破阴凝，走而不守，通行十二经表里内外，无处不到，性如雷霆霹雳，有斩关夺门之能，破阴回阳之力。与川乌同用，如虎添翼，破冰解冻，无坚不摧。以炙甘草统之，甘缓补土伏火，得干姜之守而不走，山萸肉之酸敛，可上助心阳以通脉，下温肾水以益火之源，挽散失之元阳，固下焦之阳根。故可救生死于顷刻。四逆汤之奥义便在于此。

中医治病，以药性之偏，救本气之偏，少阴亡阳为大寒大毒，附子之大辛、大热、大毒，足以破之。故悟出：对垂死的心衰患者，附子之毒，恰恰是起死回生救命仙丹！医圣立四逆汤，已阐明此理。且看四逆汤的组成与用法便知：本方以炙甘草为君，补土伏火以制附子桀骜不驯之性，药用二两，恰是附子的两倍。以干姜之守而不走，固护中气，药用一两半，引附子守于下焦之水中。生附子一枚（约一两）旁注"去皮，破八片"。去皮，为去附子之邪毒，破八片后药性更易分解，充分发挥附子大辛、大热之性。煮服法：上三味，以水三升（600毫升）煮取一升二合（240毫升），分温再服，即分两次服，每次仅

120 毫升。并特别提醒：强人可大附子一枚（50 克），干姜三两。

从四逆汤的组成与用法，医圣告诉了我们三点：第一点，炙甘草意不在解毒，而是在补土伏火救中气，因此它是君药。自然，甘草善解百毒，以和缓中土正气，制附子的戾气，驾驭附子不得为害。我的书中强调解毒是为了破疑解惑，打消初学者的顾虑。曲解了医圣原意，罪过，罪过！第二点，生附子之毒在皮上，故要去皮。但附子的大辛大热之毒，却是阴毒寒毒的克星，故不但用生附子，而且要破八片，使药性充分发挥，方后还谆谆告诫，强人要用到 50 克以上。医圣对这位"大将军"深信不疑，才使这位"大将军"救生死于顷刻。第三点，煮服法中三升水煮到一升二合，火候不大不小，超不过半小时。此时正是附子毒性的最高峰！少阴亡阳是重危急症，生死在顷刻之间，如果按现代教科书药典的规定，文火煮 2 小时以上，则病人已经离开人世。所以我在救垂死病人时，是用开水武火急煮，随煮随灌，不敢有丝毫的延误。

我们所要继承的是古中医传统，所以我们要听《内经》的话，张仲景的话，彭子益的话，除此之外都是误区与迷阵，歪门邪道，死路一条！

附子是中医手中一味救命仙丹，既然要用附子，就得了解附子。书上写过，不如自己用过更踏实。因此，从我开始到第二、第三代弟子，无一例外地亲尝附子，患病则亲自处方服药。所以能做到心中有数，从不失手。我们对医圣张仲景崇信无比，立志学医圣，按医圣的教导，做人做事。我们每一个人都有许多惊心动魄的经历，一切重大风险我们都一一闯过，青年可学习我们的经验，为中医复兴接过我们手中的接力棒。通过三代人的艰苦奋斗，迎接中医复兴盛世的到来。

经方的剂量问题：

《伤寒论》的理法方药是一个整体，由于《伤寒论》成书后毁于兵燹，直到现在经历了 1800 年仍然没有见到仲景原书。加之宋朝以后学派蜂起，大多背离了《内经》主旨与《伤寒论》理法。近一百年来中医西化，走向歧途，造成传承断裂，因而伤寒方的原貌，无人知晓，怎样应用经方，更是盲人摸象，莫衷一是。

我们知道，四逆汤是医圣救治心衰的成功经验，1800年前就做到了。

但我们用四逆汤救心衰，十有八九要失败！为什么？

1961年我治疗的7例心衰中，5例无效，1例小效，仅救活1例。因此，我从古代找原因，读历代医案，又请教前辈及老药工，发现了三大疑点：

026

一是宋代《本草衍义》的作者寇中奭有一段记载，他是历史上第一位对应用经方剂量过小提出质疑者。他治病力排众议，悉遵古训，用伤寒方原量治病，皆获奇效。他指出："今人用古方多不效者何也？不知古人之意尔！如仲景治胸痹，心中痞坚，气逆抢心，用治中汤：人参、白术、干姜、甘草四物共一十二两（即理中汤原方），水八升，煮取三升，每服一升，日三服，以知为度；可作丸，须鸡子黄大，皆奇效。今人以一丸如杨梅许服之，病即不去，乃曰药不神！非药之罪，用药者之罪也。"

又读《名医类案》卷一，载吴球用附子验案。吴球浙人，曾为明太医。一富室患中寒阴证，名医盈座束手。后吴御医至，诊之曰：非附子莫救，令人拣极重者三枚，生切为一剂，计量三两投之。众医咋舌，私自减其半量，以一两半为剂进之，病遂已。吴复诊曰：为何减吾药量？吾投三枚，将令其活三年，今止活一年半耳。后年半果病发而卒。

故历代多有"仲景不传之秘在于剂量"的慨叹。这两位前辈的当头棒喝，如一声惊雷，引导我走上试药尝药之路。可见读古人书，最忌死于句下。人人皆同，唯我独疑，亲手做过，方可发现真理。读伤寒要当如此。

第二个疑点，经方中除以两计量外，还有以枚、尺计量者，如栝楼大者一枚、杏仁70个、石膏鸡子大一枚、厚朴一尺等；生物进化是一个极为缓慢的过程，难道东汉的果仁，竟然比现在大，现代反而变小了？麻黄汤中杏仁七十枚，称量结果是一两，而现代用量只是一至二钱。显然是错了。

第三个疑点是生附子问题。我曾就此请教灵石伤寒大家郑少玄先生，郑老说："小伙子，你又异想天开，想出人头地吗！毒死人是要蹲监狱的。"而对附子问题不置一词。后请教老药工段宝祥，段老才告诉我，中华人民共和国成立后便禁止使用了。之后我亲尝附子，有了切身体会，生附子找不到，用炮附子，救心汤一剂用到一两至二两半，仍然无济于事。一次偶然的机会，病人服错药，把三剂药在一天内服完，共计附子四两半，合135克，这才救活了这位从医院拉回家准备后事的垂死病人。这位病人患肺心病多年，每年住院两三次。1961年10月，患者住院一周后病危，其家人在家准备后事。我处方后，儿媳手忙脚乱，又要做老衣，又要熬药，竟把三剂药一锅煮，又因火太大，熬剩药汁不多，但很浓。40多分钟全数服完后，病人便睁开眼说话，要吃饭。次日即可下炕走路。之后又经一段调治，活了30年，76岁，基本健康。

这一次的误打误撞，侥幸成功，对我震动极大。使我领悟了"医圣不传之秘在剂量"这个论断的正确无误。一首方剂，除了辨证准确无误，理法恰合病机之外，基础有效剂量，便是一个突破口。达不到这个量，既不能治大病，也不能救人命。

之后，读《本草纲目》，从它的目录中，才知道由于李时珍老人对古代度量衡的演变，也不太清楚。对古方剂量怎么定，他做了折中，说："古之一两，今用一钱可也。"这句话害苦了《伤寒论》470年，直到现在仍照此办理。现在的用量只达到伤寒方的十分之一，岂不是删减了《伤寒论》！关云长是三国名将，你收缴了他的青龙偃月刀，他还有什么威风！伤寒方之所以不能治大病，中医之所以沦落为慢郎中，之所以退出急症阵地，之所以沦为西医的附庸，其根本原因在这里！

但误打误撞毕竟不足为据，幸而在20年之后的1981年7月，我国考古发现了东汉度量衡——大司农铜权。证实了东汉一两等于现代15.625克。那么，去掉尾数，伤寒方一两现代当用15克。这便是伤寒方的基础有效剂量。

以下转入正题

各型心脏病心衰急救：大破格救心汤，有条件者，用生附子45克。

风湿性心脏病：寒湿之邪伏匿三阴之最重者。非附子、川乌同用，不能破冰解凝。芪桂五物汤、麻黄附子细辛汤、桂枝附子汤、四逆汤、大乌头汤合方，加生山萸肉，虚甚者加红参。虫类搜剔。方如下：

生黄芪250克，当归45克，制附片45克，制川乌30克，干姜45克，黑小豆30克防风30克，桂枝45克，杭芍45克，党参45克，炙甘草60克，麻黄（10～45克得汗则止，不汗叠加），辽细辛45克，止痉散（全蝎6克，蜈蚣3条，冲服），生山萸肉60克，蜂蜜150毫升，生姜45克，大枣12枚。

麻木重者加黑木耳45克，白芥子（炒研）10克；下肢肿者加茯苓45克，泽泻30克，紫油桂10克，车前子（包）10克；

肺源性心脏病：小青龙汤证虚化，托透伏邪法。

高丽参15克（冲），麻黄5～10克，制附片45克，干姜45克，生半夏45克，五味子30克，桂枝45克，杭芍45克，炙甘草60克，炙紫菀15克，炙款冬花15克，壳白果20克，生山萸肉60克，肾四味各30克，生姜45克，大枣12枚，核桃（连壳打）6枚。

喘甚者加冬虫夏草3克，进口沉香1克，川尖贝6克，二杠粉1.5克，高丽参15克（研粉，分三次随中药冲服）。

冠心病：

病机为痰、湿、瘀、浊窃踞阳位，多兼见高血压。头为诸阳之会，胸为心主之宫，是人身阳气最为旺盛之处。为什么会被阴邪窃踞和包围？四个字："阳气不到。"阳气一虚，清阳不升，浊阴不降。治法唯有借附子霹雳震荡，破阴通阳之力。

基础方：破格救心汤中剂加生半夏、生南星。

痰堵胸憋甚者，合栝楼薤白白酒汤；邪实成积者，甘遂半夏汤破之！

剧烈心绞痛，改用生附子 45 克，加生川乌 30 克，麝香 1 克（冲服），苏合香丸 3 丸，缓解后回到原方。

破格救心汤的加减法中，加入了十八反的成分，相反相激，启动人体自我修复功能，助正驱邪，破围脱困。最早用十八反治病的，是医圣张仲景。《金匮要略》中甘遂半夏汤治留饮，甘遂大者三枚（1.5克）生半夏十二枚（15 克）芍药五枚（15 克）炙甘草如指大一枚（5克），上四味，以水二升（400 毫升）煮取半升（50 毫升），去滓，以蜜半斤和药汁同煎，取八合（160 毫升）顿服之。医圣治痰饮之轻者，以温药（苓桂术甘汤）和之。"留饮"则已成积，或胸憋，或心下坚满，如冠心病之痰浊凝闭，癌症晚期之胸腹水，皆可斟酌本气之强弱，相机用之。十枣汤类方攻破逐水之力猛峻，大伤中气。本方虽经蜜煎，药性已较温和，但服后仍有吐泻交作者，故经验阅历不足者，不可轻用。冠心病用下方：

炙甘草 90 克，干姜 90 克，制附片 100 克，高丽参 15 克（冲），五灵脂 30 克，生山萸肉 60 克，生龙骨、生牡蛎、活磁石各 30 克，野丹参 120 克，檀香、降香、沉香各 10 克，砂仁 10 克，桂枝 45 克，桃仁 30 克，麝香 0.5 克（冲），苏合香丸 2 丸。

还有一首重要方剂，在我的书中有专题论述。是山西中医学院伤寒教研室的温碧泉老师所传，我取名温氏奔豚汤。组成如下：

制附片 30～200 克，油桂、沉香、砂仁各 10 克，红参 30 克，茯苓 45 克，泽泻 30 克，干姜、牛膝各 30 克，山药、炙甘草 60 克。

本方主治三阴沉寒痼冷诸疾，属纯阳益火之剂。余后觉三阴寒症加用干姜则其力更雄厚，故增干姜一味。本方运用要点，以"厥气上攻"为主证，故名"奔豚"。"奔豚"为一种发作性疾病，属冲脉病变。冲为血海，脉起少腹，循腹上行，会于咽喉。当肾阳虚衰，肝寒凝滞，寒饮内停，冲脉即不安于位，挟饮邪上逆奔冲，便成本证。当发作时，患者自觉一股冷气从少腹直冲胸咽，使其喘呼闷塞，危困欲死而惊恐万分。其症时发时止，发则欲死，止则平如常。凡一切定时发作性又顽固难愈之症，统属奇经频发痼疾，本方投剂而效。

本方治疗范围极广，风心病、肺心病垂危阶段，可救生死于顷刻。寒霍乱之上吐下泻，脘腹绞痛；寒疝，水肿鼓胀，男子缩阳，女子缩阴，鸡爪风。伏寒奇症，高血压，肥胖症，梅尼尔综合征，噎嗝……把定三阴寒症一关，多能应手取效。

兹举三例：

（1）张某，男，50岁，青岛远洋公司船长，每年在海上生活7个月以上，寒湿内侵，2005年体检，发现心脏扩大二分之一以上，有气上攻，心动神摇（室早）。在灵石服药45日，附子从45克叠加至450克，服后诸症均退。又到青岛医学院复查，两片对照，心脏已完全复位，CT主任大为吃惊，说原先误诊了，心脏器质性改变，不可逆转，不可思议！

（2）某海关关长，60岁，原发性高血压20年，2007年4月20日15时，突发冠心病，紧急入住山西医大二院ICU抢救。三日未能控制病势，院方邀请会诊。诊见：面色乌黯如蒙尘，体胖唇紫，大汗淋漓，六脉浮大空、迟，时一止。心动神摇，胸憋频发，发则四肢瘫软，口不能言，气短不足以息。CT核磁见冠状动脉左支梗阻70%，二尖瓣关闭不全。院方建议赴京做支架，病重尚未成行。患者素体阳虚湿盛，复加长期劳倦内伤，虚损非止一端，渐致元阳大伤，痰湿瘀浊盘踞胸中，势危欲脱。邪实正虚，固脱为急，并予荡涤瘀浊，助阳破阴，以冀阳光一照，阴霾尽消为幸。处方：炙甘草120克，干姜90克，制附片100克，高丽参30克，五灵脂45克，生山萸肉90克，桂枝45克，桃仁泥30克，丹参120克，檀香、降香、沉香、砂仁各10克，生龙骨、生牡蛎、活磁石各30克，九节菖蒲10克，麝香0.3克（顿冲），苏合香丸2丸。上药日夜连服两大剂，次日诊之，诸症均退，面、唇、舌、甲转红，脉缓，脱险。嘱原方附子逐日叠加至250克加干姜50克，余药不变，24小时内服完二剂。计前后三诊，8日内服药12剂。2007年4月27日，赴京阜外心血管医院住院，28日行冠状动脉造影示：冠状动脉未见狭窄性改变。与山西二院4月20日CT、核磁片对照：冠状动脉左回旋支梗死的70%已通，二尖瓣功能恢复。这样的病例，仅2007年超过十例。

（3）还有一位江西南昌的高级工程师，2007年4月造影发现冠状动脉4支全部梗死百分之八十至九十二。服上方加栝楼薤白白酒汤45剂，附子加至200克共服35剂，复查打通3支，还有左回旋未通。病人急不可待，做了支架，回南昌后多次发病，仍以上方调治而愈。这证明中医可逆转重要脏器的器质性改变。

减肥是本方发现的一个意外功效。从20世纪60年代中期至今约有百例全数治愈。因为本方主治三阴沉寒痼冷，无端发胖，正是阴寒痰湿凝阻气化，像一座冰山，本方犹如烈日当空，阴霾自消。太原女青年曹某，21岁，10岁时父母双职工，每日上班把孩子留在家里，冰箱里准备了足够的饮料、夹肉面包、蛋糕，每月喝十多箱可乐、健力宝，吃40～50斤蛋糕之类，年余变成一个小胖子。2007年初并发高血脂、高血压。第一疗程服药21剂，自己逐日叠加附子量，小便特多，发臭（坚冰消融之象），附子加至200克后又服15剂，不足二月减重26公斤，所有旧衣服全部报废。由一个粗胖臃肿的人，变为苗条活泼，所有症状全部消失。

小儿川崎病：

本病是一位日本医学家发现，起源于病毒性高热，热退后小儿的冠状动脉生瘤，扩大，不断发展，最后形成梗死或破裂，从而引发猝死。现代医学结论是不可逆转，要终生服药。如心脏部位埋了一颗定时炸弹，随时有猝死的危险。一例是江苏一位不足两岁的男孩，发病半年，退热后冠状动脉瘤由1cm渐增至3cm，又由于久用抗菌药，孩子体质下降，得了这样的病，家长很忧虑。遂予破格救心汤小剂合桂枝汤加人参、五灵脂、桃红肾四味，附子由 10 克渐加至 23 克。以求从根本上激发孩子的自我修复功能，从而逐渐托邪外出，恢复受损的心脏。之后经半年调理，家长领孩子来山西一次，服 120 剂中药，冠状动脉瘤只消去二分之一。颇感蹊跷，经再三询问，家长面有愧色，原来他们并没有给孩子口服，而是灌肠，而每隔一段时间还要做生化检查，怕附子蓄积中毒。因而延误病机，未能痊愈，令人扼腕。

但扶正气托透伏邪的治法，仍然取得了巨大的成效，这是毫无疑问的。据悉，目前日本、韩国及东南亚仍有 2 万名患者。

第二例男孩已 13 岁，患病时间过长，经服药后已无症状，仍在服药中。

变应性肉芽肿性血管炎合并心肌梗死重症：

本病属世界罕见疾病，我国已知 28 例。

患者张某，男，30 岁，山东济宁市任城区长沟镇人，2006 年 3 月由其兄陪同来诊。病程 10 年，面色黧黑，唇指青紫，动则喘急，六脉迟细，舌胖大紫黯满口，诉证不清，目神黯，时欲寐，子时至凌晨心脏扑动，似欲跳出腔外，日出渐减。遂予破格救心汤大剂，方中附子逐日叠加 10 克，无上限。共服 45 剂，附子已加至每剂 500 克，至 07 年春已无不适感觉。由于家庭困难，停药将养。至 07 年夏发病，适值我外出，遂就诊于北京阜外医院，后又于 2007 年 11 月 9 日至 12 月 29 日在北京协和医院治疗。告知患者随时有恶性心律失常、猝死可能，有植入 ICD 指征。但患者患病 10 年，经济困难，心灰意冷，出院后，于 2008 年 3 月 10 日单独一人来山西求助。诊见面色灰黯略退，舌大满口已复原，可清楚讲述症情，脉仍微细，心脏扑动在服药 45 剂后消失近一年。近来凌晨偶见。两目有神，食纳好。

协和出院诊断（07.12.29. 病案号 W155048）：变应性肉芽肿性血管炎、陈旧性心肌前壁梗死、全心扩大二三尖瓣中度关闭不全、室性心律失常、心功能 II 级（NYHA）、肺动脉高压（重度）。

愚见，较之 2006 年明显好转，惜停药达二年之久，仍处于生死关头。急急救阳，力挽两本。制附片改生附子45克，配服固本散。

炙甘草90克，干姜50克，生附子45克（去皮破八片），生山萸肉120克，高丽参15克（冲），五灵脂30克，油桂10克，桂枝45克，白术45克，茯苓45克，猪苓30克，泽泻30克，三石各30克，45剂。

此外，本方对晚期癌症病人并发三衰，垂死之际。只要即时给药，绝大部分皆可救活。

以上是破格救心汤攻克各类器质性心脏病的全过程，后续我们将完成《救治重危急症医案百例》的写作。书中将看到青年一代的成长过程，以及继承医圣遗训复兴古中医的艰苦努力。

三、学用经方两大关

　　我虚度 81 岁，一生学做中医 55 年，经历了无数困苦磨难，闯过五大关（明理关、医德关、临症关、剂量关、毒药关）。现在盖棺定论，不过勉强及格而已。

　　现在扼要叙述一下我闯最后两关的经历，或许对青年一代有点借鉴作用。

（一）剂量关

　　医界共识：剂量问题是经方不传之秘。剂量，是方药治病的核心一环，犹如将军的刀剑。

　　自 1981 年东汉度量衡器大司农铜权的出土，证实了汉代一两等于现代 15.625 克，一斤等于 250 克，液体一升，等于 200 毫升，这一重大发现，解决了古方剂量的一大疑案。李时珍之后的 400 多年，以"古之一两，为今之一钱"，仅取经方原量的十分之一为临床应用的标准，显然是错了。

　　按古今度量衡标准，重新厘定经方剂量，可以体现仲景当年用药风貌，可以大大发挥经方的神奇功效。用治疑难大症，可以药到病除；救治急重危症，可以起死回生。

　　《伤寒论》在人类防疫治病史上，有两个第一：第一部理论与临床完善结合的东方医学体系。第一部可以救死生于顷刻的临床急症学宝典，伤寒疫病的特点，发病急，传变速，故仲景立方剂量大、药简、力专、效宏，方能阻断病势传变，救生死于顷刻。现代用法剂量过轻，悬殊过大，不堪大任。由于达不到仲景学说的基础有效剂量，所以不能治大病，习用轻剂，固然可以四平八稳，不担风险，但却阉割了仲景学术的一大特色，夺去了将军手中的刀剑，在近代两大医学体系的竞争中，使中医丢掉了急症阵地，退居附庸地位。这是老中青三代中医的奇耻大辱！

要雪耻，先闯剂量关：在仲景先师《伤寒论》的理法方药的大环节之中，基础有效剂量是一大关键！

我闯剂量关，曾经碰得"头破血流"，一次偶然的机遇，误打误撞，终获成功。

20世纪60年代之前，我曾用小剂量四逆加人参汤治心衰重症6例，死去5例，存活1例。死亡病例，皆因久病耗伤五脏精气竭绝，中气败亡，土不伏火，阳回复散而死。救活的1例，受张锡纯来复汤的启发，加入了生山萸肉，龙骨，牡蛎，活磁石，因深昏迷又加入了麝香，得以康复。此6例病人中由于当时生附子已被禁用，用小剂四逆汤救治又屡屡失败，制附片已从3钱、5钱，逐渐加至1两半。此病人是友人之母，患肺心病20年，住院病危，回家准备后事，全身冰冷，仅胸口微温，昏迷喘急，心跳未停，六脉似有似无，测不到血压，二便失禁，唯趺阳、太溪、太冲三部根脉尚缓缓博动，遂开药3剂用作最后挽救。此时，一个垂危病人卧床，一家人乱作一团，儿媳要缝制寿衣，忙乱之中将3剂药误作一剂煎煮，更加水少火大，煮得汤汁不过半斤，此时已是深夜子时，儿媳便每隔10多分钟喂一匙，40分钟后喂完，此时奇迹出现，病人睁眼，知饥索食藕粉饼干，次日已能扶床走动，抢救成功后，又活了19年，78岁寿终。

此事让我大为震撼，震撼发生顿悟，我万分感激友人之妻，如不是她的失误，我将永远理解不了"医圣不传之秘在于剂量"这一条真理。在40分钟的时间内，服下105克附子，充分发挥了四逆汤斩关夺门，破阴回阳，起死回生之效。服药时间，又恰恰在子时，大气一阳来复，得天时之助，于是成功。偶然之中，寓有必然，这便是我创制破格救心汤的第一个回合。

（二）毒药关

药物的产地有东南西北地域之异，因此各有升降浮沉不同之性，以药性之偏，调治人气之偏，下陷者用升浮，上逆者用沉降，以完成中气的圆运动，故一切药皆仙丹妙药。

药性当以《神农本草经》为宗，它是上万年防疫治病的总结。千锤百炼，字字千金，凝结了古圣先贤的智慧。正确掌握药性，最实用的是《圆运动的古中医学》中的药性解。彭子上承《神农本草经》、《伤寒论》，下及黄元御，贯穿了天、人、药一气周流之理，最为贴切。此外张锡纯药性解寓有新义，当代朱良春大师对虫类药有独特的发挥，皆当为师。

现代公认的毒药有：附子、川乌、马钱子。误认毒药，实际无毒的有辽细辛、生半夏、生南星、生禹白附。

本经是应用毒药以治病的典范，《伤寒论》是驾驭毒药以救人性命的集大成者。

以大毒之品治病的原则："先起如黍粟，病去即止。不去倍之，不去十之，取去为度。"

我闯毒药关，有以下几点：

1. 亲尝毒药，取得实感，再去治病，如附子、川乌，先煮妥解毒的黑小豆30克、防风30克、甘草30克、蜂蜜150毫升、绿豆粉30克（冲服）备用。然后在饭后，服煮好的乌附汤，10克起服，由少到多，最多时附子100克。体验一日夜各时段的感应。我95%的弟子无例外地依法施行。有的吐出恶臭，未消化食物，或放臭屁，泻下恶臭稀便等，皆是人体自我修复功能启动之排病反应，属于正常范围。

2. 领悟医圣张仲景的思路方法

四逆汤用生附子一枚，生附子已是大毒，为什么还要破八片？因为破碎之后，煮出的汤液，药性的分解更彻底，毒性更纯。事实证明，附子的大毒，正是亡阳病人的救命仙丹。

川乌较附子的毒大，因此医圣用蜜煮乌头，为确保安全，我在20世纪60年代中期凡用乌头必加入黑豆、防风、甘草、蜂蜜，以保万无一失。

3. 凡不能监控的危重病人，亲为病人煎药，服药后密切观察40分钟，待病人安然入睡，方才离去。

关于细辛、生半夏、生南星、生禹白附：

本经细辛无毒，伤寒论基础剂量是三两，我按此量用了四十多年，尚未发现什么副作用，细辛是扶正托透大法的主将，可以使伏匿于三阴经的沉寒痼冷，由里出表。它被诬陷达500年，应当迅速平反昭雪。

经方中半夏是生半夏，最重用到半斤（合125克），加等量之鲜生姜切片同煮即可。制过的半夏已是药渣，且有很浓的白矾味，一味降逆止呕的大将，反而变成入口即呕的废物，十分可惜。

近代医家，浙江东阳金希聪先生于1995年87岁时发现半夏、胆南星一对药有八大相反功能，①主筋弛与筋张；②主疼痛与麻痹；③主失眠与多眠；④主腹泻与便秘；⑤主多尿与癃闭；⑥主肠紧与肠宽；⑦主贪食与厌食；⑧主多汗与无汗，一物而有寒、温、升、降、燥、润、散、敛之功能。实造化之奇药。能治一百多种奇难怪症。但必须生用。

生禹白附子——天南星科独角莲之干燥块茎。未入本经。药性去风痰、定惊搐，解毒散结止痛。主治中风痰壅，口眼歪斜，语言蹇涩。痰厥头痛，偏正头风，喉痹咽痛，破伤风。外治瘰疬痰核，毒蛇咬伤，治验如下：

刘造福，男，60岁，济南泉陆村支书。

食道癌晚期，东北一友人嘱服生禹白附子，蒸熟打粉，早晚各一两，调糊服之。初服3～5日内，食道、胸腔发麻，之后日日呕出痰涎及肿瘤块屑，20日进食如常，一月后拍片，肿块消失。现已生存6

年，健壮逾于平昔。

毒药治病，只要驾驭得当，有殊效。

近 10 年治肿瘤上千例，立足本气，破阴凝，散痰积，颇有捷效，基础方如下：

漂海藻 45 克，炙甘草 45 克，止痉散（冲）3～6 克，生附子 30 克，生南星 60 克，生半夏 65～130 克，生禹白附 30 克，白芥子（炒研）30 克，生晒参（捣）45 克，川尖贝（冲）6～10 克，两头尖 45 克，干姜 45 克，紫油桂 10 克，麻黄 5 克，辽细辛 45 克，生姜 75 克，大枣 25 枚。

体质极虚者加服培元固本散；汤剂加肾四味各 30 克、核桃（打）6 枚；

元气将亡，大破格用至脱险；

中气虚羸，大桂附理中汤救胃气；

疼痛剧烈，为三阴冰结，加生川乌、黑小豆、防风各 30 克，蜂蜜 150 毫升；

阴证化阳，肿物焮赤肿痛，加木鳖子 45 克；

发热，加乌梅 36 克、黑豆、黄豆、绿豆各 30 克。

对现代医学确诊的各种癌症，与中医的脏腑无法对应，因为西医的脏器只是一块无生命的"死肉"，而中医的脏腑则是六气融合一气的一气周流。所以要另起炉灶，独立思考。据证候以寻病机，从病机判断六经之所属，万不可对号入座，见病治病。但扶中气肾气，任邪自去，不治之治，方是医学的最高境界。

李可

2010 年 10 月 13 夜

四、厥阴病专题

（这个专题是李可老中医应广州中医药大学邀请进行学术讲座的内容）

厥阴病的严重性，它是属于急危重症的范畴。当时，从《内经》开始一直到《伤寒论》、再到清代温病学实践两百多年以后，热厥变证解决了，就是高热、抽搐、昏迷这一系列由于大型传染病引起的症状，最后由吴鞠通在《温病条辨》里面做了总结。这方面的资料我不讲，我今天重点讲寒厥本证的救治要点。

关于热厥的救治方法和它的理论、它的理、法、方、药，从诸多方面，大家可以看看书，看看吴鞠通的《温病条辨》；再看一下万友生老前辈，他是主张伤寒温病统一的一位老前辈，他对这个问题做过几十年的基础研究，做过实践。所以热厥变证的辨证，他的治疗有许多成功的经验。他女儿继承父亲的未竟事业，对厥阴病有全面系统的认识。

现在我就谈这个《伤寒论》的关于寒厥本证。究竟能不能治活？根据《伤寒论·厥阴病篇》的条文，一共五十六条，其中有二十五条是论死证的，哪一条属哪一种情况必死无疑，哪一条可活多少天，大家可以看伤寒论的原文。我的意思就是说：厥阴病是疾病的最后阶段，它是重危急症的范畴，也可以说是病人生命的生死关头。因为到了厥阴病这个阶段，病人的阴阳气血已经耗伤殆尽，阴竭阳亡，阴阳之交已绝的格局已经成了。所以说，如果中医的施治稍迟钝一点或者治不得法，最后总为死亡。

我觉得我搞了一辈子中医，就是厥阴病这方面下了点功夫。前后一共五十六年，经过用我对厥阴病的治疗方法，目前的话大部分重症患者都可以救活。大家都看过我的那本书，当时破格救心汤的创立就是针对相关疾病的，所以说在急症领域不是我们中医没有发言权。那么中华人民共和国成立以后，大家知道，毛主席提出号召，中国药学是一个伟大的宝库，应当努力发掘，加以提高。从那时候开始形势发生了巨大变化。就是从 1955 年开始一直到 1960 年这段时间，广州中医学院成立的时间是 1956 年。虽然成立了四十多所中医学院，以后又陆续成立，全国一共 26 所中医药大学，但是这些问题仍然没有得到解决。在 1955 年到 1960 年的这几年中医有很大发展，一些退休的老中医，国家又请回来到县医院的中医科去担任职务，同时发动了一次全国性的活动，将全国各地历代流传下来的中医的类方、验方收集整理。所以在这段时间中医有一个很大的发展，但以后情况逐渐又有了新的变化，走了大家都熟悉的中西结合道路。中西医结合以后，中医仍然排除在急危重症之外，中医只能作为西医院里进行病后调养的附属地位，基本上急危病症的东西是见不到。所以我开始学中医的时候，那是很特殊的环境，在我 20 世纪 60 年代以后回到山西的时候，我国赤脚医生制度已经开始建立，我就是第一代赤脚医生，我当时治过这些大的病症都是在灵石县人民医院，或者是周围县的一些西医医院，他们认为这病没办法治了，发了病危通知的或者送回家去准备后事的这类病人。当时的情况，就是用四逆汤去救治心衰、肺衰、肾衰，有的能完全解决问题。

有这么一个故事：我有一个朋友的母亲患了风湿性心脏病二十四年，几乎每年的秋冬两季要不断地住院。开始一段时间发生危险住院抢救，出院后，养一养，这样的病人。最后在我的病人当中，我就开始把我的破格救心汤中加上生山萸肉和麝香，当时我记得给她开了一个方子，三剂药，每剂一两半的附子，由于那个时候还没改制，还没有改"克"，就告诉病人吃了药以后有什么变化，明天给我打个招呼：如果吃了第一剂药以后情况比较平稳，那你就继续吃第二剂。结果，因为那个老太太已经卧床不起、昏迷不醒好多天，从县医院抬回来以后已经是四肢冰冷，呼吸微弱，处在一种气息奄奄的状态，所以她的儿媳妇因为要给老人准备善后的衣服，又要给孩子们做饭，还要熬药，就把当时的三剂药一下一起煮了。每剂药附子一两半，三剂就是四两半，四两半相当于现在的一百多克，因为熬药的锅太大，把那个药汤熬的没剩多少，然后那个媳妇就给一点点地喂。喂了大概有四十多分钟左右这个药就喂完了，到了一个小时左右的时候，这个老太太就可以起床了。这是误打误撞，如果没有当时我开的一两半的附子，这个老太太可能救不过来，把三剂药煮在一块，最后这个病人救过来，这个事件对我产生了很大的震撼。当时我在学医的时候，古代有很多医家认为伤寒的不传之秘在于剂量。但是因为我那个时候初学中医，关于剂量要怎么掌握，也是心中无数，我给那个老太太开药的时候心理已经突破了好多了，但是还没有突破的太多。终于这么一个误打误撞以后，这个老太太不但当时抢救过来了，而且打那以后她又活了十四年，以后再也没有住过院。

我们县城有一个在日本取得医学博士学位的这么一个人，他告诉我他是研究心脑血管病，当时在中学当校医。他看了我的方子后当时就摇头叹气说："这可不得了，这些病，在我们西医都没有办法，你怎么用这种方子把病人救过来了？"我把我用药的整个过程里面有些什么想法跟大家讲一下，这个校医当时曾拜灵石的伤寒学大家为师，他说中医很关键，你要好好把《伤寒论》的东西深入地研究，如果中医能够在合并脑危象的情况下把心衰救治过来，我们西医都做不到啊，既然这么好为什么不好好把中医的东西加以总结呢？我说："我也只不过是个误打误撞，总结是卫生局的事情。"

这个厥阴病，它的临床表现有四大特征：一个就是不知人，不知人就是深度昏迷。再一个是舌卷，舌头卷过去，舌头发硬。第三个卵缩，就是男子的睾丸缩回肚子里，生殖器也缩回去。这种情况很可怕的，得了这种病是恐怖欲死啊，我的书里有很多这方面的记载，大家可以看一下。第四个是厥。

除了四大特征以外，因为厥阴病是少阴病演化、恶化而来的，所以它就是脉象、舌象、面色、身上的温度，都较少阴病进一步发展。比如说：少阴病是"脉微细，但欲寐"，到了厥阴病阶段，连脉微细都摸不到了，那就是似有似无，这是第一种情况，厥阴病正常发展下来是这样的；还有一种变局就是说在厥阴病接近垂危的阶段，可以发现脉数疾，一分钟跳至二百多次（古代叫作釜沸，就是茶壶水开了，釜沸脉），或者雀啄脉（就是老半天蹦一下，老半天蹦一下），还有一种更严重的就是屋漏（就好像下雨天，屋顶漏水了，隔老半天，叮，那么滴一下，一分钟四十多次不到五十次）。当时的西医认为这种病是救不过来的，就是症状恶化了，没办法救过来，这是脉象的变化。在少阴病的阶段，"但欲寐"是一个主证，经常无精打采，似乎似睡非睡，但它没有昏迷，进入厥阴病以后这个"但欲寐"就变为深昏迷。所以这个 ICU 里面的病人（冠心病、风湿性心脏病、肺心病、扩展型心肌病，以及晚期肿瘤，还有急性脑中风的脑出血分几种类型）出现深昏迷的属厥阴病。另外一个就是厥阴病的面色一般是晦暗无光，严重者面如死灰，嘴唇舌口指甲都是青紫的，全身冰冷，手冷过肘，脚冷过膝。我们学《伤寒论》的时候，四逆汤证的这些主症非常严重。还有一种变证就是这个病人不但脸色很好看，就好像是十五六岁的少女一样非常鲜艳，脸上红红的。但这是非常危险的，一旦进入厥阴病的垂危阶段，病人出现这种情况，这个病人活不到两到三分钟，虚阳全部外越，中医叫"戴阳"。就是阳气到外面来了，里面没有阳气了。这种病怎么治，治疗的原则就是要大辛大热大毒，因为只有这种药才能有雷霆万钧之势，可以破除这个阴凝，破除阴寒把阳气给收敛回来。所以这个老太太治疗以后，我治疗冠心病、急性心梗、风心病、肺心病的心衰，还有部分扩张型心肌病、右心衰的病人，都用这个方法基本上都救过来了。

现在我简单介绍一下急性心梗的时候用大破格救心汤。大家都知道我就不详细说了，加桂枝，桃仁，红花，野丹参，檀香，降香，沉香，砂仁，紫油桂，这个方法可以把诊断出来的三支冠状动脉堵塞打通。另外这种病，要吃我的培元固本散加生水蛭、川尖贝和炮甲珠来打通被堵塞的心脏。风湿性心脏病基本上是要（温）通，就是四逆汤，乌头汤，桂枝汤，麻黄附子细辛汤的复方。网上都有，大家查查也行，我就不耽误时间。对于风湿性心脏病，最后可以达到什么结果呢？就是使不能闭合的瓣膜恢复正常，而且这种病人通过3个月左右的治疗之后，西医检查的器质性改变完全发生变化，这个西医它是不承认的，说这种病是绝对不可能逆转的。

我曾经治疗过一个海军船长，这个人就是由于长期出海，得了扩张型心肌病。在他40多岁时回来做全身体检，看他是不是还能出海的关键时刻，查出他的心脏比正常人扩大了一半，所以他就很害怕，跑来灵石来找我。我看他的脉就是雀啄脉，不那么有规律，就是西医讲的早搏，有这种现象。我给他用药，一共在灵石住了45天，开始附子用了200克，以后每天加10克，加到400克的时候，他昏过去1次，《尚书》描述过这种现象，是药物的"瞑眩"效应。就是当药和人体的元气驱逐藏在体内好久的阴寒剧毒的时候，打了一个大仗。这个人一下子昏了过去，吐了好多的痰，第二天他来的时候早搏没有了，类似雀啄脉的现象也没有了。到年底，他就回到青岛医学院复查心脏，结果一切恢复正常，医生就说这个不可能，可能是我们医院误诊了。

像这种笑话非常多，有一个江西南昌的高级工程师，他女儿在北京，他的心脏病很严重的时候跑到灵石找我，我给他开了一个方子，我告诉他女儿：这个方子应该怎么吃，出现什么症状的时候，应该采取什么对应手段，你别害怕，你继续吃药去吧。他的心脏病就基本上完全通了，就不会再堵塞了。如果你现在糊里糊涂地搭个桥，弄个支架，将来治也拿不出来了。所以她让她父亲在北京吃药，吃了1个半月以后，检查冠状动脉还有1个不太通，就弄了个支架，回到南昌以后不断地发病，又有原来的症状，他们又来找我的时候，我说你们当

第一章 医理

时欠考虑，既然大部分都通了，为什么不再等一等呢？你现在病犯了，我离得那么远，也不知道你什么情况，我说实在不行的话，你就把最后的那个方子，每剂附子350克的方子吃3剂，3剂后看看有什么变化，再告诉我。结果吃药后，又从南昌去了北京，他女儿把他领到灵石，我把他批评了一顿，我说你急急忙忙去弄个支架干啥？我治好的那些心脏病放入的支架还拿不出来，你这都好一多半了，还这么做？社会上还是认为中医治不了这些病，你即使治愈了一部分，那也是碰上的，但是我的病例超过1万例。所以说我们现在的中医不要把我们自己看轻。这些西医认为无法治疗的病人，我们不认为就是治不了的，但是《伤寒论》提出的方向，我们按这些方法去弄，确实是非常管用的。所以就是以上这种病（的患者）大部分可以救活。所以我希望青年一代要勇于把我们这一代的班接好。

我再谈个其他问题，有人问你这么用附子出了问题怎么办？这是大家关心的问题。其实我没用大剂量附子以前，我已经每天尝试5克、10克、20克、30克、40克、100克，把它熬成水，加一些甘草，加上一些党参类的药物，慢慢试，试到什么样的程度，会出现什么样的反应，这个在我的书里面都讲得清清楚楚。大家要按照我这个方法去用附子绝对不会出现问题。就是在用大剂量的川乌的时候，一定不要忘记加蜂蜜、黑豆、防风和它在一块煮，绝对不会出问题。特别是厥阴病这个阶段已经成为"坚冰"，没有这个大辛大热大毒东西，破不了"坚冰"。如果你吃大剂量的附子没有把握，你就把蜂蜜、黑豆、防风煮的汤准备好，万一发生一些不好的反应，你喝上三两口，约10分钟即效，所以我是很有把握的。我觉得我们中医在急症领域没有发言权的时代已经成为过去了，这在我们的历史上是奇耻大辱，现在青年一代应该雪耻，应该把这些东西全部夺回来。

第二章　疾病治疗方案

一、心衰救治方案

应用本方（破格救心汤），要严格遵循中医学辨证论治法则，胆大心细，谨守病机，准确判断病势。脉证合参，诸症若见一端，即宜急服。

①凡亡阳竭阴之端倪初露，隐性心衰的典型症状出现（如动则喘急、胸闷，常于睡中憋醒，畏寒肢冷，时时思睡，夜尿多，以及无痛性心肌梗死之倦怠乏力，胸憋自汗等）急投本方平剂。

②亡阳竭阴之格局已成，急投本方中剂。

③垂死状态，急投本方大剂。

服药方法，急症急治，不分昼夜，按时连服，以保证血药浓度，有效挽救病人生命，极重症 24 小时连服 3 剂。

破格救心汤

1. 方剂组成：附子 30 ～ 200 克，干姜 60 克，炙甘草 60 克，高丽参 10 ～ 30 克（另煎浓汁兑服），山萸净肉 60 ～ 120 克，生龙牡粉、活磁石粉各 30 克，麝香 0.5 克（分次冲服）。

2. 煎服方法：病势缓者，加冷水 2000 毫升，文火煮取 1000 毫升，5 次分服，2 小时 1 次，日夜连服 1 ～ 2 剂，病势危急者，开水武火急煎，随煎、随喂，或鼻饲给药，24 小时内，不分昼夜频频喂服 1 ～ 3 剂。

二、本方功效与主治

　　本方可挽垂绝之阳，救暴脱之阴。凡内外妇儿各科危重急症，或大吐大泻，或吐衄便血，妇女血崩，或外感寒温，大汗不止，或久病气血耗伤殆尽……导致阴竭阳亡，元气暴脱，心衰休克，生命垂危（一切心源性、中毒性、失血性休克及急症导致循环衰竭），症见冷汗淋漓，四肢冰冷，面色㿠白或萎黄、灰败，唇、舌、指甲青紫，口鼻气冷，喘息抬肩，口开目闭，二便失禁，神识昏迷，气息奄奄，脉象沉微迟弱，1分钟50次以上，或散乱如丝，雀啄屋漏，或脉如潮涌壶沸，数急无伦，1分钟120～240次以上，以及古代医籍所载心、肝、脾、肺、肾五脏绝症和七怪脉绝脉等必死之症，西医学放弃抢救的垂死病人，凡心跳未停，一息尚存者，急投本方，1小时起死回生，3小时脱离险境，一昼夜转危为安。(《李可经验专辑》)

三、急性胰腺炎救治方案

攻毒承气汤与大柴胡汤合方，重用柴胡 125 克，加金铃子散（冲服），可于 40 分钟之内，阻断病势，使急性胰腺炎痛止、肿消，血象基本复常，有效挽救患者生命。

方解：《金匮要略》大黄牡丹汤加味而成之攻毒承气汤，方中破格重用疮毒圣药金银花，善治一切大小痈疽、肿毒恶疮，消肿排脓止痛之芙蓉叶，更加薏苡仁、冬瓜仁，透脓散（甲珠、皂刺），清热解毒排脓。并以广木香、沉香磨汁兑入，行气消胀、利水消肿之槟榔，配硝菔汤以破滞气，腑实一解，毒随便泄，沉疴立愈。

参考病案：急性胆道蛔虫症并发急性胰腺炎。

刘守财之妻，46 岁，1983 年 12 月 2 日急诊入院，经内科、外科紧急处理，不能控制，请中医会诊。

患者于昨日早饭后右上腹绞痛，频频呕吐，下午 4 时，吐出蛔虫 1 条，剧痛部位扩展至右上腹，疼痛剧烈，一度休克，注射哌替啶 1 支未效。今日持续性、阵发性绞痛加剧，满腹拒按，手不可近，反跳痛，寒热如疟，体温 39℃，中性粒细胞 90%，初步诊断：急性胆道蛔虫症合并急性胰腺炎。已给予大剂量青霉素静滴，亢热不退，剧痛呕吐不止。当时，本院未能做血清淀粉酶测定，但已见急性胰腺炎之三大主症，病势险重，如果转院，则势必延误病机，决定中西医结合进行抢救。

询知患者嗜食肥甘酒酪，内蕴湿热，诊脉沉弦数实，苔黄厚燥，口苦、口臭。近日食滞，7 日不大便，复加蛔虫内扰，窜入胆道，胰腺发炎。邪热壅阻脾胃肝胆，已成热实结胸、阳明腑实重症，拟方如下：

①舌下金津、玉液穴刺泻黑血，双尺泽穴抽取黑血2毫升，左足三里，右阳陵泉透阴陵泉，提插捻转泻法，留针半小时。

以上法疏泄胆胃瘀热而止痛，针后呕吐止，剧痛缓解。

②拟攻毒承气汤合大柴胡汤、大黄牡丹汤、乌梅丸化裁，清热解毒，通腑泄热，扫荡血毒：

柴胡125克，黄芩45克，生半夏60克，杭白芍45克，枳实、丹皮、大黄（酒浸后下）、槟榔、甘草各30克，桃仁泥15克，冬瓜仁60克，乌梅30克，川椒、黄连各10克，细辛15克，金银花90克，连翘45克，芙蓉叶30克，芒硝40克（分冲），鲜生姜75克（切），大枣12枚。

加水2000毫升，浸泡1小时，急火煮沸10分钟，取汁600毫升，化入芒硝，加入蜂蜜60克，姜汁10毫升，3次分服，3小时1次，日夜连服2剂，以阻断病势。

12月3日二诊：昨日从11时40分开始服药，至12时半，腹中雷鸣，频转矢气，呕止，痛去十之七八，仍无便意。令所余2次药汁一并服下，至下午2时40分，畅泻黑如污泥，极臭、极热，夹有如羊粪球大便1大盆及蛔虫3条，痛全止，热退净。嘱其第2剂药去芒硝，于夜12时前分3次服完。至夜10时又畅泻2次，泻下蛔虫1团，安睡一夜。

化验血象已无异常，热退痛止，全腹柔软，患者要求出院。脉仍滑数，予上方1/4量2剂，以清余邪。

按：西医学所称胆道系统疾病（胆蛔症、急性胆囊炎、胆石症）及急性胰腺炎所出现的症状，如胸胁剧痛，手不可近，呕吐不止，寒战高热等，与《金匮要略》蛔厥、《伤寒论》"热实结胸""结胸发黄"、大陷胸汤证、大柴胡汤证之论述，基本合拍。故以大柴胡汤为核心组方，正是最佳方案。经治急性胰腺炎6例，急性胆囊炎、胆石症、胆绞痛（加大叶金钱草120克，鸡内金、郁金各30克）70余例均愈。

本例合并胆道蛔虫症，故加乌梅、川椒、黄连、细辛，蜂蜜为引，半小时后以芒硝20克泻之，1剂即解。

针刺与放血，在止痛、止呕、退高热方面起到了顿杀病势的效果，为辨证用药扫清了障碍。

凡用经方治大症，一要辨证得当，见机即投，不可犹豫。二要掌握好经方的基础有效剂量，一次用足，大剂频投，日夜连服，方能阻断病势，解救危亡，余意以原方折半计量为准，此点已为20世纪80年代考古发现之汉代度量衡制所证实。即汉代一两，合现代15.625克，上海柯雪帆教授已有专著，并经临床验证，真实可信。以此量治重危急症，可收到一剂知、二剂已，攻无不克之奇效。低于此量则无效，或缓不济急，贻误病机，误人性命！回顾中医史上，自明代医界流行"古之一两，即今之一钱"之说，数百年来，已成定律。习用轻剂，固然可以四平八稳，但却阉割了仲景学术的一大特色。沿袭至今，遂使中医优势变为劣势，丢掉了急症阵地。只有革除这一陋习，走出误区，急起直追，努力发掘经方的奥秘宝藏，立足实践，培养造就一批有胆有识，能治大病，能独当一面的青年中医队伍，才是当前复兴中医的当务之急。(《李可经验专辑》)

四、急性肾炎治疗方案

急性肾炎头面肿者当发汗，头面不肿，初治失表者，麻黄为必用药。水肿治在三焦，麻黄辛温发汗，开宣肺卫，得汗则风寒去，水道通，小便利，浮肿退。余经治急性肾炎数百例，风寒表实者，径投麻黄汤；体虚者，用麻桂各半汤小发其汗，兼见里热者用麻黄连翘赤小豆汤加生石膏，三五日即愈，很少有超过 1 周者，费用在三五元之间。唯麻黄一物需先煎去沫，否则令人烦躁片刻。据现代药理研究，所含麻黄碱有升高血压及引起心动过速之弊。余曾治一肺实喑哑患者，于麻杏石甘汤内加入轻灵透窍之蝉衣 15 克，汗出声亦出，未见烦躁、心悸等副作用。因此，每用麻黄剂，兼见面肿或脉弦滑大之患者，必加蝉衣，均无此弊。机理何在，不得而知。

参考病案：1982 年 11 月 14 日，治甘肃合水县王某，女，34 岁。患急性肾小球性肾炎，住石油医院 3 个月，服中药 70 余剂，前后经治 7 个月，中西药物罔效。脑血流图示初期脑动脉硬化。其症面肿，如葫芦状，乃过用激素所致。面颊着枕之一侧，晨起肿甚，目不能睁，按之成一凹坑。尿少，头眩，面赤如醉，肢麻，似有抽搐感。脚膝无力，不肿。畏恶风寒，口苦烦渴。舌红苔黄，血压正常，脉浮滑而数。病虽缠绵 7 个月之久，风水表症仍在，郁久化热，肝阳化风上扰。拟麻黄连翘赤小豆汤合镇肝熄风汤加止痉散：

麻黄、杏仁各 10 克，连翘、赤小豆各 30 克，甘草 10 克，赭石末、怀牛膝各 30 克，白芍、生龙牡、龟甲、元参、天冬各 15 克，嫩青蒿 10 克，全蝎 3 克，蜈蚣 2 条（研末冲服），上药服 3 剂，得汗，面肿消去七八，面赤退，肢麻亦减。唯觉服后有几分钟之心悸烦躁感，且连续三晚失眠。仍予原方加蝉衣 15 克，2 剂。服后肿退净，心悸烦躁未出现。表证既解，侧重养阴平肝，予镇肝熄风汤止痉散加桃仁、红花各 10 克，又服 6 剂，蛋白尿消失而愈。(《李可经验专辑》)

五、中风救治方案

中医救治中风，大小续命汤应用历史最久，实际应用超过两千年，有文字记载亦达一千三百年以上。因此大小续命汤类方是久经考验的中风金方。古代中医的许多理论与治法的奥秘，现代知识尚无法破解。用现代病理药理揣测古代医理病机，大多是闭门造车，似是而非。如果用现代的尺度去判定古代的是非，把真正的精华当成糟粕抛弃，则我们将成为历史的罪人。

根据我 57 年的临证实践及二、三代弟子近 10 年的再实践，对数十首大小续命汤类方进行了筛选。以孙思邈"续命煮散"为核心，重新组合，改汤为散，以利临证应用。并将辨证要点，病机主治，分述如下：

（一）重订续命煮散

方源：《备急千金要方》卷之八，诸风门。

组成：麻黄、干姜、川芎、独活、防己、杏仁、炙甘草、天麻、九节菖蒲、生水蛭、生胆南星各三两，紫油桂、生附子、茯苓、升麻、辽细辛、生晒参、防风、白芷（植物麝香善通诸窍）、止痉散各二两，透明生石膏五两，白术四两，上药共研极细粉。

服法：每服 3 克，日 3 夜 1，蜂蜜 1 匙，温水调服，得效照服，不效少加，最大剂量 5 克/次。

主治：风痱（全身瘫软无知觉）；卒中风欲死，不省人事，口眼歪斜，半身不遂，舌謇不能语，亦治风湿痹痛；风为百病之长，诸急、卒、暴皆是风，宜急投本方，连服 10 日夜可愈。

病机：未病本气先虚，风寒湿邪直中三阴，痰、瘀、浊阻塞络道。

现代应用：不可逆转之高血压、动脉硬化各期，从出现中风预兆（忽然一时四肢麻木，肌肉无故跳动，偶尔一时昏眩），直至出现脑危象，皆可应用。

（二）加味五生饮

方源：自创，临证应用 10 年以上。

组成：生黄芪 500 克，生半夏 130 克，生附子 30 克，生川乌 30 克，生胆南星 60 克，生禹白附 30 克，白芥子 30 克（炒研），生晒参 45 克（捣），麻黄 10 克，炙甘草 60 克，干姜 45 克，生山萸肉 120 克，三石各 30 克，云苓 45 克，麝香 1 克（3 次冲），辽细辛 45 克，生姜 45 克，大枣 12 枚，核桃 6 枚（打），黑小豆 30 克，葱白 4 寸，蜂蜜 150 克。

服法：加水 3000 毫升，文火煮取 300 毫升，3 次分服，3 小时 1 次，极重证，开水武火急煎，煮沸 20 分钟后，边煮边灌，昏迷者鼻饲给药。

主治：风邪直中厥阴，肢厥或反发热，深昏迷，痰声辘辘，舌卷卵缩，上闭下脱，六脉散乱。

现代应用：脑溢血急危重症抢救。高热不退者加生石膏 250 克，热退即去。痰甚者，加竹沥汁（每次 20 毫升），姜汁 5 毫升，苏合香丸 1 丸。苏醒后，改投生黄芪 500 克，煮汤送服续命煮散。

针刺急救：素髎、人中、涌泉、双尺泽（针筒抽血 10 毫升），十二井、十宣刺泻恶血，以促苏醒，退高热。

（三）大续命汤

方源：《备急千金要方》卷之八，诸风门。

组成：麻黄、制川乌、防风、油桂、甘草、花椒、杏仁、生石膏、生晒参、杭白芍、当归、川芎、黄芩、茯苓、干姜各等分，研极细粉。

服法：每服 3 克，2 次／日，黄酒适量、蜂蜜 1 匙调服，不得空腹服用。

主治：八风十二痹（包括类风湿关节炎，西北五省柳拐子病，关节肿大、僵化，严重时卧床不起）寒热错杂之中风后遗症，偏枯不仁，手足拘挛，疼痛不得屈伸，头眩不能自举，或卧时恐惧如堕地状。盗汗，临事不起（阳痿）。妇人带下无子，风入五脏，甚则无故恐怖如见鬼状，癔病，各种精神、神经症状。

可试用于运动神经元疾病，加入马钱子粉（本方总量的 1/2），每日 0.3 克起服，渐加至 0.6 克，以生黄芪 500 克煮汤送服，服一周停三天，停药期可服绿豆米汤三天，以防马钱子蓄积中毒。

李可

2012 年 2 月 4 日 南方基地

六、梅尼埃综合征治疗方案

梅尼埃综合征，一般认为起因于自主神经功能失调，导致迷路痉挛，继而使内淋巴液产生过多，吸收障碍，致迷路水肿，内淋巴压力增高，内耳末梢器缺氧、变性而成本病。病理、病机虽了如指掌，但无有效疗法。

本病相当于中医学之"眩晕"。其病因、病机，古人有"无虚不作眩，无痰不作眩，无火不作眩"之论述。根本之点，在一"虚"字。由虚生痰，为本病之主因。或肾阳虚，火不生土，脾失健运，痰湿内生；或肾阴虚，五志过极化火，津液熬炼成病，痰既成则随气升降，无处不到。入于经络则疼痛、麻木、瘫痪、结核；入于肌腠则凝滞成痈；犯肺为咳、为喘；凌心则悸；犯胃则呕；冲于上则为眩晕；入于脑络则为痰厥、癫痫、痴呆、昏迷；流于下则为痿痹、鹤膝、骨疽。总之，痰生百病，怪病多痰。中医之"痰饮"，包罗甚广；凡人体上下内外各部，头脑五官，脏腑肢节，一切由整体失调，导致之局部病理渗出物、赘生物，皆可从痰饮论治。内耳迷路痉挛、积水也包括在内。《金匮要略》关于痰饮病人的病因、病机、症状的描述，与现代内耳眩晕病，可说十分契合。篇中三方，实为本病之特效疗法。泽泻汤中的泽泻利水排饮，使水饮从小便而去，白术补中燥湿，以杜生痰之源，使痰饮不再复聚。生半夏加茯苓汤降逆止呕，利水化饮。吴茱萸汤暖肝和胃，降逆补虚，温化寒饮。三方合用，使浊阴下泄，清阳上升。吴茱萸更擅解一切痉挛，迷路之痉挛解，积水去，耳窍复清虚之常，其症自愈。余治此症，约 200 多例，用此方者约占 2/3。若久病五脏受损过甚，则又当随证辨治，不可执一。

（编者注：若纯阴无阳，阴霾用事，出现奔豚症状，可选用温氏奔豚汤化裁，详见《李可经验专辑》病案）

参考病案：曹乃勤，62岁，乡镇局驻站人员。1987年10月17日急诊。患者于昨晚1时许，睡梦中突然剧烈心跳惊醒。遂觉脐下有气上攻，呕吐痰涎不止，头痛、眩晕，不能自持，自觉整座房屋如走马灯相似，旋转不停，心中恐惧，闭目宁神亦无济于事。10分钟后稍好，移时又发作如前。天亮后请西医检查，心脏、血压正常，诊为梅尼埃综合征。

询知患者一生嗜酒如命，痰湿内蕴。近来郁怒伤肝，致痰随气升，犯胃则呕，凌心则悸，上冲清窍则眩晕。且患者高年，肾亏于下，冲脉不守，冲气夹痰饮上攻，故见上症。诊脉沉滑，舌胖苔腻。考痰饮之为病，其本在肾。肾虚则命火衰，脾胃失其温煦，则饮食不化精微，化为痰涎。饮属阴邪，子时阳气大虚，阴气独盛，故病作。《金匮要略》治饮有三方——"支饮苦冒眩，泽泻汤主之。""卒呕吐，心下痞，膈间有水，眩悸者，生半夏加茯苓汤主之。""干呕，吐涎沫，头痛者，吴茱萸汤主之。"本例病人，三证悉具，当三方合用。更加紫石英、生龙牡、活磁石温肾镇冲，协调上下。

泽泻90克，白术36克，野党参、吴茱萸各30克（开水冲洗7次），炙甘草15克，生半夏、茯苓、紫石英、生龙牡、活磁石各30克，鲜生姜30克，姜汁20毫升，大枣20枚，浓煎，缓缓呷饮，呕止后每次200毫升，3小时1次，日夜连服2剂。

10月18日再诊，已能下床活动，腻苔退净，唯觉腰困如折，予原方去吴茱萸（性燥烈，为开冰解冻圣剂，只可暂用）加肾四味，滋养肝肾，又服3剂而愈，追访2年未犯。（《李可经验专辑》）

七、流感防治刍议

春行冬令，寒湿肆虐，流感来袭，已见预兆，议拟防治之法，以供参考。

所有人群每人每日吃大蒜一二瓣，饭后嚼少许茉莉茶叶，以去口气。

苍术、明雄黄（透明黄色无杂质者）各等分，研细粉，以凡士林调膏，早起洗漱后涂入鼻腔，睡前洗去。芳香辟秽解毒，可有效防病毒，医务人员尤为重要。

贯众30克，苍术15克，明雄黄15克，黑小豆30克，炙甘草30克，党参30克，制附片45克，干姜45克，大枣12枚，核桃6枚（打），葱白4寸，红糖50克（化入）。

加水2500毫升，文火煮2小时，去渣，取汁300～400毫升，备用。

服法：每人每日早服50毫升，午后服50毫升，连服一周，可建成防疫屏障，不受感染。

大约一剂药可供三口之家，二日服用，连服一周，三四剂。

方义：现代人本气未病先虚，故以顾护中气、肾气为第一要义，故以四逆、理中补火生土为君。贯众汤（前五味）为历代防疫治疫效验方，应用时段明末迄今，三百年以上，为流传在晋、冀、鲁、豫、陕、甘等省的民间自救方。大疫流行期，以纱布包之，投入饮用井水中，可保一方平安，度过险期，本方的功效为芳香辟秽，化浊解毒。可放心使用，绝无流弊。

麻黄15～45克（先煎去沫），制附片45克，干姜45克，辽细辛

45克，生半夏65克，五味子33克，桂枝45克，赤芍45克，蝉蜕45克，炙甘草60克，生晒参30克（捣），炙紫菀45克，炙冬花45克，壳白果20克（打），杏仁25克，生石膏250克（已进入高热40℃以上昏厥期加至500克，另加乌梅36克），苍术30克，云苓45克，生姜45克，大枣12枚，核桃6枚（打），黑小豆30克，葱白4寸，冰糖50克（化入）。

加水3000毫升，文火煮取300毫升，3次分服，3小时1次，日夜连服2剂。

进入昏迷状态病人，另煮大破格救心汤加麝香0.6克，与上方混合使用。

李可

2011年3月12日书于南方基地

八、高热、呼吸系统疾病（夏日寒疫）

曾有 61 名儿童死于未名疾病症状：高热，呼吸系统急变神经症状，死于呼吸衰竭。

定性：夏日寒疫，小青龙汤热化、虚化证。

治法：

发热期

生石膏 250～500 克，麻黄 45 克，桂枝、赤芍各 45 克，炙甘草 30 克，杏仁 25 克，炙紫菀、炙款冬花各 45 克，壳白果 20 枚，生半夏 130 克，干姜 45 克，五味子 33 克，辽细辛 45 克，黑附片 45 克，人参 30 克（另），射干 30 克，生姜 75 克，大枣 12 枚，葱白 4 寸，黑小豆 30 克，核桃 6 枚（打）。

水 6 斤，文火煮 6 两，不论年龄大小，日服 3～5 次，每次 50 毫升，病退停药。

出现神经症状（高热、惊厥，已是厥阴病）。

大破格加石膏 500 克，麝香 0.6 克（3 次冲），止痉散 3～6 克（冲），高丽参 15 克（打粉，3 次冲），羚羊角粉 3 克（冲），丹皮、紫草各 15 克，炙甘草 120 克，干姜 90 克，黑顺片 100 克，生山萸肉 120 克，三石各 30 克。

水 6 斤，文火煮取 6 两，不论年龄大小，日 3 夜 2，3 小时 1 次，每次 30～50 毫升，病退后续服 1 日。

李可

7.7，15:30 山西

九、小儿高热惊风

急惊风为儿科四大症之一，属儿科常见急危重症。多发于 1～5 岁之婴幼儿。1 岁以下，发病尤多。来势凶险，瞬息万变。若处置不当，轻则转为慢惊，演变为癫痫、弱智、痴呆，重则危及小儿生命。本证多属实症、热症。小儿稚阴稚阳，脏腑娇嫩，脏气轻灵，传变最速，一拨便转，痊愈亦快，故宜急症急治。先以针刺解热开窍止痉，阻断病势传变。针刺一毕，病退一半。辨证既准，方剂宜大。小量多次，按时给药，以保持血药浓度。掌握分寸，中病即止，剩药弃去小用，不可急用无备，延误病机。

（若）合并急性肺炎，故以麻杏石甘汤为主。其中生石膏、丹皮、紫草，三药合用可代犀角，退高热奇效。蚤休为清热解毒，息风定惊要药，可治一切毒蛇、毒虫咬伤、疔疮恶毒，解毒力最强，可清除入血之病毒而护心醒脑，又独有止痉功效，故为方中主药。竹沥、竺黄、葶苈子清热泻肺涤痰，芦根清热养阴。羚麝止痉散（羚羊角 3 克、麝香 1 克、蝎尾 12 只、蜈蚣 2 条为末，分 3 次服）为余急救小儿高热惊风、开窍醒脑常备药。轻症单服立效，不必配服汤剂。若小儿有窒息之险，另加麝香 0.3 克立解其危。因麝香不仅能兴奋呼吸中枢，且能辟秽醒脑，缓解大脑缺氧。故余经治本病数百例，多数在 10 小时内痊愈，无一例有后遗症。若因乳积化热而致本病，则与保和丸合方化裁；里实者，釜底抽薪，加大黄 5 克，另泡汁兑入，得泻则去之。小儿急惊，不外风、热、痰、食为祟，上方加减可以通治。（《李可经验专辑》）

十、甲型H1N1流感防治方案

（一）我国疫情状况

入冬后，随着寒潮频频来袭，第二波甲流疫情来势汹汹，已形成全球爆发流行态势，多国相继宣布进入紧急状态。我国各地甲流高峰亦波浪式呈现，正从东向西，从南向北，从城市向农村蔓延。钟南山院士预测，在未来三个月内，甲流最高峰时，我国将有1.3亿～2.6亿人感染甲流。占总人口的10%～20%，将有800万～1700万甲流患者需要住院。尽管院士的预测偏于保守，但已是一个庞大的数字。

我国是13亿人口大国，现代医学鞭长莫及，不堪重负，更难以顾及到广大的农村人口。全国各地的社区医疗机构，中医诊所，均接到"不接诊发热病人"的指令。这样便形成了中医被排除在外，西医包打天下的局面。

我国中医有四千年以上与各型疫病斗争的丰富经验，历史上西方多次爆发的大型疫病，抗战时期侵略者发动的细菌战、鼠疫、霍乱，均是用中医的方法扑灭，从而使得中华民族得以繁荣昌盛。特别在重危急证的抢救领域，更有不可替代的独特优势。万一甲流病毒发生变异，中医的介入将可使全人类免遭一场大劫难。在我国，当重症病人突然增多时，早日实施本方案，可以做到降低死亡率。因此，中医及早全面介入，将从根本上改变被动局面，使人民的生命得到有效保护。

本方案浅显易懂，简单易行。凡具备初级的中医知识，经过短期培训，即可全面掌握，奔赴第一线，担负起防治重任。各大城市担负重症救治的西医同行，多数对中医有一定程度的理解，只要打破门户之见，"依葫芦画瓢"，也可救生死于顷刻。至于世界各大洲，凡有中医的国家，皆可按法施行。

（二）定性

大型疫病属性，大致可分为寒毒、热毒两大类，本次甲流属于寒毒。与东汉末年医圣张仲景所经历的情势基本相同。因此，《伤寒杂病论》的立法方药，正是我们应对甲流的法宝。

依据国内运气学家的论述，内经的记载，"己、未之岁，疫病流行"。有历史记载可考。

2009 年为"己丑"之岁，全球气候异常，盛夏多次寒潮来袭，"非其时而有其气"，引发全球甲流暴发流行，足证甲流属于寒疫。

知己知彼，百战不殆。内因决定外因。以上列举了寒疫肆虐的"彼方"，再看人类健康状态的"己方"：

饮食不节（喜食肥甘、冷饮，营养过剩，肥胖，儿童早熟），起居违常（夜生活，晚睡，早不起，整年处于人造冷气——空调环境），性生活过度，劳倦内伤，社会压力大，精神抑郁，国外频繁发生青少年自杀事件。

以上种种，形成全人类阳虚者十占八九，未病本气先虚，不论中外，几乎无一例外。"邪之所凑，其气必虚"。寒疫与人群的阳虚体质，同气相求，因此，此次甲流几乎无一人幸免，不过轻重不同而已。阳虚重者，未病本气先溃，既病本气暴脱，死亡病例，多属此类。

综上所述，甲流的寒疫定性已无疑义。

（三）防控之道

寒疫与瘟病（流行性热毒为害）是两种截然相反的疫病。内经明示"寒者热之"。防控寒疫，以辛热抗之；既病，则以辛热破之！因之，防控之道，首当顾护人群阳气，以小剂四逆汤加味，扶正抗邪，使人群获得免疫力。万不可用瘟病清热解毒之法，重伤人体阳气，雪上加霜，助纣为虐，自撤防卫屏障，引发虚虚之祸！

用于预防方药如下：

1. 炙甘草 22 克，干姜 11 克，炮附片 11 克，生黄芪 100 克，苍术、佩兰叶、藿香各 10 克，生晒参 15 克（捣碎入煎），乌梅 18 克，冰糖 15 克（化入），生姜 10 片，大枣 12 枚。

加水 1500 毫升，文火煮取 300 毫升，可供三口之家一日服用，每人每次热饮 50 毫升，日服 2 次。大流行期，服七天，停三天。服至明年立春节，若逢春寒，多服半月。

方以生黄芪运大气，助中气，通血脉，固表气，四逆汤固护元阳，藿香、苍术、佩兰辟秽气、化湿浊。人参、乌梅、冰糖，益气生津，酸甘化阴。元阳固，中气足，则筑成卫外屏障，"正气内存，邪不可犯"。

适用于甲流高危人群，孕妇，肥胖儿童，有咳喘宿疾，体弱多病，免疫力低下者，孕妇服之，可保足月顺产，孩子健壮，久服无弊。

2. 苍术、明雄黄（黄红色，透明，无杂质者）各等分，共研细粉，以凡士林适量调膏，每日起床后涂于鼻腔中深部，睡前洗净。疫邪多从皮毛、口鼻而入，以苍雄膏涂鼻，可有效防疫解毒。

（四）治疗方案

1. 甲流的中医定型：太阳伤寒，小青龙汤证虚化。

2. 病机：本气先虚，表（太阳）里（太阴——肺、脾，少阴——心、肾）同病。

3. 治则：固少阴，开太阳，化水气，表里双解。

4. 方药：变通小青龙汤。

麻黄 45 克，炮附片 45 克，辽细辛 45 克，生半夏 65 克，生晒参 45 克（捣），干姜 45 克，五味子 33 克，桂枝 45 克，赤芍 45 克，炙甘草 60 克，炙紫菀 45 克，炙款冬花 45 克，壳白果 20 枚（打），蝉蜕 30 克，生姜 65 克，大枣 12 枚。

加水 2500 毫升，先煮麻黄一刻，去上沫，后入余药，文火煮取 300 毫升，日分 3 次服，首剂得畅汗者，麻黄减为 10 克，起病即发热咳喘者，加生石膏（透明雪白，无杂质者）250 克，乌梅 36 克，杏仁 25 克，高热 39℃ 以上者，生石膏加至 500 克，麝香 0.2 克（首次顿冲）。此方连服 3 日，轻症即可平稳痊愈，已阻断向重危险症之传变。

5. 甲流症状与小青龙汤主证之对应解读，方义浅释：

伤寒小青龙汤证原文：

伤寒表不解（发汗不透），心下有水气（心下，胸中、肺；水气，未出之汗或素有之痰涎、水饮，将阻塞肺窍，急性肺炎之根苗），干呕发热而咳（寒邪犯肺，邪正相争，正气抗邪，故发热，干呕与咳，人体自然抗病功能，"在上者，因而越之"之表现，以下之五或然症，皆水气为患）或渴，或利（稀便），或噎（呃逆，其气自丹田发，肾气不能下守，故加炮附子 1 枚），或小便不利少腹满（膀胱蓄水），或喘者，小青龙汤主之。

伤寒心下有水气，咳而微喘，发热不渴（凡水停心下者，喘而不渴），小青龙汤主之，服汤已，渴者，此寒去欲解也（渴非热化，而是水气已化）。

以下为《金匮》原文：

治病溢饮者，当发其汗，大青龙汤主之；小青龙汤亦主之。（溢饮：水饮流行，归于四肢，当汗而不汗，身疼重之证）。

咳逆倚息不得卧（喘之重者），此方主之。（变通小青龙汤加紫菀、款冬花之根据）

治肺胀，咳而上气，烦躁而喘，脉浮者，心下有水，此汤主之（即小青龙加石膏汤。既有外邪，兼有内热烦躁，加石膏以阻断肺热叶焦而成肺痿之变）。

以上五条，重在治喘，病变部位在肺。与甲流侵害的主要脏器完全一致。变通小青龙汤重在救肺，并以四逆汤为主帅，因此，护阴救阳，阻断了心、肝、脾、肾诸脏器衰亡之变。是救治甲流的最佳选择。

甲流各型症状的中医解读：

轻型：发热（多数初起有恶寒，太阳病必见症）咳嗽（肺），喉痛（少阴病，虽痛不红不肿，色淡或暗，少阴脏寒在咽部的警号），身体疼痛、头痛、肌肉酸痛或疲倦（寒邪来袭，寒水流入肌肤，汗法的依据），眼白发红（肺经告急），腹泻或呕吐（阳明气逆，太阴下陷，升降乖乱，暗示中气已伤，危象的重要预示）。

重危型：病情迅速发展，来势凶猛，突然高热（38℃以上），继发严重肺炎，急性呼吸窘迫综合征，肺出血，胸腔积液（较变通小青龙汤证之主证更重，未病正气先溃，肺经气将绝，危象毕露），全身血细胞减少（气血耗伤殆尽，肝危欲脱），肾功能衰竭，败血症，休克（亡阳先兆），呼吸衰竭，多器官损伤，导致死亡（五脏气绝，阳亡）。

（五）甲流重危症抢救方案

1. 加味破格救心汤

炙甘草 120 克，干姜 150 克，炮附片 200 克，生山萸肉 120 克，生龙牡、活磁石、高丽参（另炖兑入）各 30 克，麝香 0.6 克（3 次分冲）。

高热 39℃ 以上不退者，加透明生石膏 250 克，乌梅 36 克，热退即停，不可过用。

加水 3000 毫升，文火煮取 300 毫升，3 次分服，3 小时 1 次，24 小时连服 3 剂，诸症十退八九，以预防方加生山萸肉 90 克，生龙牡、活磁石各 30 克，调养一周，即可康复。

2. 应用指征

凡见卫生部甲流防治第三版所列重危症八大症状之一者，急速投用本方，可以多数救治。三衰极期，生命垂危者，只要一息尚存，十中可救八九。

（六）医案实录

1. 2009 年 7 月 14 日，我在广东弟子阮永队 5 人小组，在东莞市塘厦中医院，收治暴发流行 11 名小学生，其中 7 人已用达菲，出现精神异常，改用小剂（1/3 量）变通小青龙汤，其余 4 人单用此方，均在四日内痊愈出院。

2. 2009 年 11 月 7 日下午 6 点 15 分，治疗李诺，男，14 岁，体胖超重，本气已虚，具备甲流全部症状已 2 日，输液 1 次无效，高热 39.5℃ 不退已 50 小时，恶寒体痛无汗，咳剧胸痛烦躁，全身筋骨酸痛，呕而厌食，喉痛不红肿，色暗，脉沉紧急，134 次 / 分，舌白滑，中根腻。不渴。断为寒疫夹湿，予变通小青龙汤轻症方加苍术 30 克、藿香、佩兰各 10 克，透明生石膏 250 克，杏仁 25 克，桃仁 30 克，麝香 0.2 克（顿冲）。

先以三棱针刺十宣、十二井、双耳尖、百会，双太阳、印堂出血后，得微汗，少舒。遂连夜服药，3 小时 1 次，呕吐痰涎一次，泻恶臭便 3 次，8 日早进食如常，病退八九，8 日下午 6 点再诊，24 小时服药 2 剂，体温 37℃ 进入恢复期。

李可

2009 年 11 月 24 日

十一、克罗恩（CD）病中医治疗思路

（一）归属中医"久痢"范畴。

1. 未病本气先虚，表邪内陷，因此不论新久，首用扶正托透。阳虚不甚者，直接用喻嘉言"逆流挽舟法"——人参败毒散进治；太少同病者，麻黄附子细辛汤法（10～45克）加党参、当归、白芍各45克，炙甘草60克，山药60克，油桂10克，赤石脂45克，吴茱萸30克，黄连10克，鱼鳔12克（研粉冲服），木香、枳壳各10克，生姜45克，大枣12枚，核桃6枚（打），黑小豆30克，葱白4寸，红糖30克（化入），鸦胆子仁15克（元肉包，红白糖水送下），生山楂30克。

本病病机属本气先虚，表邪内陷三阴，因此托法要贯彻始终。

2. 治本服固本散加蜂胶200克，刨附片150克，姜炭、川尖贝、鱼鳔、蒲公英、油桂、甘草各100克，每次3克，每日4次，直接用热黄酒送服，勿装胶囊。

（二）本病进展期主证备用方

肠梗阻，分3型

（1）极重型，迁延失治，继发感染，腹腔内脓肿，剧痛拒按，频频呕吐，便闭结，无矢气，高热，神昏，脓毒败血症期，属热毒壅闭三焦，阳明腑实，厥阴热厥危证（不论寒热，但见神昏，已属厥阴）。

方药：攻毒承气汤合硝菔通结汤。

①金银花 250 克，红藤 120 克，连翘、生薏苡仁、赤芍、桃仁泥各 30 克，厚朴 125 克，生槟榔、芙蓉叶、芦根各 30 克，冬瓜仁 60 克，生大黄（白酒浸一刻取汁兑入），枳实、丹皮各 30 克，皂刺、白芷、炮甲珠各 10 克，甘草 30 克，广木香、沉香（磨汁兑入）各 3 克。

加水过药 3 寸，白酒半斤，浸泡 40 分，武火急煮一刻钟，取汁 1000 毫升备用。

②生白萝卜 2.5 公斤，芒硝 120 克

加水 5000 毫升，置饭锅内同煎，分多次入萝卜，煮熟一批，捞出再换一批，得汁浓缩至 500 毫升备用。

上二方混匀，每隔 2 小时服 300 毫升，连续服用，以通为度。

③针刺救急

十宣、十二井，舌下金津、玉液刺泻黑血；双尺泽、双委中抽取黑血共 10 毫升，可促苏醒，退高热，止呕。

（2）气虚液枯型不全梗阻，舌干红无苔，腹痛不止，少矢气，大便难（局部化脓性炎症，肠粘连），渴，低热缠绵，属大气失运，胃液枯涸，益气降逆，增液行气，佐以清热解毒排脓。

生黄芪 90～120 克，红参、生地黄各 30 克，元参 60 克，麦冬 90 克，厚朴 45 克，芙蓉叶、地榆各 30 克，白芷、皂刺、炮甲珠各 10 克，赭石粉 50 克，莱菔子（生炒各半）、焦槟榔各 30 克，"乌药、沉香、广木香"（磨汁兑入）各 3 克，炙甘草 30 克，姜汁 10 毫升兑入，大黄 15～45 克（后下），炒枳壳 10 克。

梗阻解除，局部炎症不除，可予《辨证奇闻》清肠饮加减方：

金银花 90 克，当归 45 克，地榆、麦冬、元参、生薏苡仁、芙蓉叶各 30 克，白芷、酒黄芩、甲珠、皂刺、甘草各 10 克，生黄芪 90 克。

（3）阳虚寒凝型不全梗阻，面晦、神倦、气怯、肢厥，舌淡紫，脉微细，呕不止，大便难，少矢气，腹冷痛不止。属三阴寒凝，壮元

阳，破阴凝，降气通腑，通利粘连：

炙甘草 60 克，干姜 45 克，炮附子 45 克，人参 30 克，五灵脂 30 克，生半夏 65 克，赭石粉 45 克，旋覆花 15 克（包），厚朴 30 克，槟榔 30 克，炒枳壳 10 克，吴茱萸 15～30 克，辽细辛 45 克，大黄 15～45 克，广木香、沉香（磨汁兑入）各 3 克，莱菔子 30 克（生炒各半），黄连、紫油桂各 10 克，芙蓉叶、地榆各 30 克，生黄芪 90～120 克，白芷、皂刺、炮甲珠各 10 克，生姜 70 克，大枣 12～25 枚。煮汤兑服硝菔通结汤 50～100 毫升，便通即去。

（三）几点看法

1. 局部实，整体虚：局部既有寒凝，又有热结，正是厥阴病的特点，故在大队壮元阳、破阴凝药物之中，加入一二味疮毒圣药（金银花、芙蓉叶、地榆）当属必需，不会改变主攻方向。病既寒热错杂，药也温清同用，特殊矛盾，特殊对待。

2. 生黄芪定中轴，运大气，化腐生肌，必不可少。蜂胶与人胎盘有同样效用。

3. 吴茱萸号称破冰解冻之将，绝非虚誉。但其性燥烈，少佐黄连、油桂，喝点红糖水可减其燥烈之性，此药可缓解痉挛性剧痛，极有针对性。

4. 芙蓉叶、白芷、皂刺、炮甲珠可排脓，与生黄芪同用化腐生肌，保护肠黏膜效果极佳。

5. 鱼鳔最能愈合各种溃疡，必不可少。白鲜皮清湿热、疗死肌，白蔹生肌愈疮，皆可酌用。

6. 当归、白芍合用，养血则便脓愈；木香、枳壳理气则后重自除，久痢必用。

7. 便血为主者，可考虑虚证黄土汤、桃花汤、三畏汤加姜炭、三仙炭，实证白头翁汤。

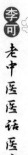

8.三阴病恢复阶段，大桂附理中法治本。

9.《专辑》中外科急腹症、治痢六法，可参考。

李可

2011 年 12 月 10 日写于广州基地

十二、代谢病的治疗思路和方法

——病在三阴，统于太阴

代谢病，如 2 型糖尿病（糖代谢异常）、高脂血症（脂类代谢异常）、痛风（嘌呤代谢异常）、高血压（水、电解质代谢异常），由于病因和发病机理有一致性和内在联系性，中西医都能以一类疾病探讨。代谢病除直接给患者带来痛苦外，更重要的是它又是心脑血管疾病的潜在病因。在我国目前呈暴发性且发病年龄日趋年轻化。

（一）2 型糖尿病的病因病机

我们认为《素问·奇病论》中关于消渴的论述完全可以指导我们认识代谢病："帝曰：有病口甘者，病名为何？何以得之？岐伯曰：此五气之溢也，名曰脾瘅。夫五味入口，藏于胃，脾为之行其精气，津液在脾，故令人口甘也，此肥美之所发，此人必数食甘美而多肥也。肥者令人内热，甘者令人中满，故其气上溢，转为消渴。治之以兰，除陈气也。"

1. 过食肥甘，嗜食生冷：不争的事实是 20 世纪 80 年代以前，我国 2 型糖尿病的发病率很低。而现代人们食谱中肥甘厚味及冷冻食品增多，致使该病发病率升高。肥甘厚味对人体最大的影响是引起脾胃过劳，嗜食生冷则直折脾阳，二者均可损伤脾气左升、胃气右降的功能，即中气虚馁。彭子益先生言：脾升胃降是人体气机升降的枢纽，枢纽斡旋之力不足，则整个人体气机升降出入必受影响。中气不运则中满，胃气不降则生郁热，故有内热。脾胃失其健运则水谷不化，湿气中生，互结为患，再困中州，由此恶性循环形成。

许多2型糖尿病患者虽口渴，但无舌红少津，反见舌淡有齿痕，苔滑或白腻燥黄之象，此为中土气化失职，气不化津，津不上承所致，而非阴液亏少。赵献可云："脾主浇灌四旁，与胃行其津液者也。脾胃既虚，则不能敷布其津液，故渴。"饮而不解渴，甚则愈饮愈渴足以证明。青壮年患者许多出现面红如醉，午后更甚，头面为阳明经地界，午后阳明当降，降机不利则郁于上，故见面红而头汗多。

2. 少动多逸，这也是现代人生活方式的特点之一。《吕氏春秋》言："流水不腐，户枢不蠹，动也，形气亦然，形不动则精不流，精不流则气郁。"少动多逸则气血流动不畅，阳气虚则更易导致中气馁，水谷无以化，精微不能生。

3. 失治误治。西医治法在此不论。不少中医拘泥于阴虚火旺之论，不详阴阳，寒热真假，妄投清热泻火、滋阴润燥之剂。仲景曾在厥阴篇中解释："下之利不止"是断其生化之源。白虎、六味辈虽不是下法，然其寒凉之气与下法无异。寒凉之品首伤中宫，太阴告急，脏腑失养，少阴之气亦将不保。消渴者燥热为标，阳虚为本，为其病机主脑。阴津精血易再生，阳气耗损则难恢复，故临床每见消渴病轻者重，重者死的残局。

4. 房事不节。脾阳之根乃肾中元气，中土为釜，则肾之元气为釜中之火，腐熟水谷，运化精微全赖此火。房事不节则元气困乏，上不能助中土之运，下不能助膀胱气化。另有佐证，在治疗过程中确凿发现多次，一次房事足以升高血糖。

总之，2型糖尿病，虽病在三阴，但统于太阴。试分析如下：肾中阳气，通过厥阴风木的调动而上入脾，通过脾气之升则达上焦；心肺之气借助阳明之降再入肾中，如此循环。此循环必通过脾升胃降才能顺利进行，肺胃降气不利则元气游于上，出现中上二焦之假热，热象背后是元气上浮而不归宅。脾升不及则厥阴风木加强，调动肾中元气，以助脾之升精、散精，表现出肝疏泄太过，风火相煽，表现消渴的同时过度调动元气。升降左右两端均能造成下焦虚而生寒、中上两焦郁而生热的局面。故郑寿全之"消渴求之于厥阴"，赵献可之"伏龙雷之火"，喻昌之"始于胃而极于肺肾"等论述在理论上可得到统一。

（二）治疗大法

1. 龙雷之火上炎时，急则敛固。用引火汤加油桂（熟地黄90克、巴戟天30克、天冬30克、茯苓15克、五味子6克、油桂3克）、大剂桂附地黄汤先引火归原，看胃气之盛衰加人参、干姜、白术等理中之品。

2. 若有消渴，觉脐下有气上冲、心慌汗出（气上撞心）、食纳不香（饥而不欲食），厥阴主证悉见，则用乌梅丸。若尺脉见浮，腰困等阳火不藏可合用封髓丹。另：乌梅丸原无炙甘草，我们在用乌梅丸时必用。且看乌梅丸炮制法中，将全药研末后，还有一道工序，即"蒸之米下"一句，至关重要，不可认为可有可无。何以"蒸之米下"（药末置于笼中，上覆一层粳米，待米熟去米留药。）显然是为"资其谷气"（谷气，脾土之气）。彭承祖谓："三阴统乎太阴。"太阴告急，则五脏六腑失其根，少阴元气亦将不保（先后天互为其根），一部《伤寒论》无处不警示固护中气之深意。

3. 少阴、厥阴证不显，中焦脾胃症见，或患者无甚明显症状而有血糖高者，附子理中汤加味。

附子30～90克，肉桂10克，人参30～60克，炒白术30～60克，干姜30～60克，炙甘草30～90克，砂仁30克，生半夏30克、白芍45克，山萸肉90～120克。

化裁该方，以运太阴、固少阴、敛厥阴。

（三）注意

1. 误服寒凉滋阴苦寒泻火者，先以大剂理中汤救药误，即先救胃气。一切虚损大症首要保胃气（中气）。

2. 肾气既伤，元气欲脱，救阳为先，破格救心汤。

3. 服药期间杜绝房事（切记）。

4. 服药期间，大多数患者会出现排气排便多，且味大，虽未用"兰"，但可除"陈气"，符合《内经》的思路。

（四）高脂血症

理同 2 型糖尿病，用加味附子理中汤，一周即下降，较之糖尿病易治。

（五）痛风

疼痛剧烈可用加味乌头煎，缓解继用附子理中、真武辈，虚象明显者扶正即可止痛。

总结：

对于代谢病的治疗以喻昌之"律五条"与同道共勉：

1. 凡治初得消渴病，不急生津补水，降火撤热，用药无当，迁延误人，医之罪也。（注：此节所言"生津补水，降火撤热"乃调畅气机，使得辛金降而癸水当生，戊土降而郁热自消。而不是用知柏地黄类滋阴泻火）

2. 凡治中消病成，不急救金、水二脏，泉之竭矣。不云自中，医之罪也。

3. 凡治肺消病，而以六味地黄治其血分；肾消病，而以白虎治其气分，执一不适，病不能除，医之罪也。

4. 凡消渴病少愈，不亟回枯泽槁，听其土燥金不生，致酿疮疽无救，医之罪也。

5. 凡治消渴病，用寒凉太过，乃至水胜火湮犹不知返，渐成肿满不救，医之罪也。

十三、免疫系统病的治疗思路和方法

——扶正以托邪外出

类风湿、系统性红斑狼疮、皮肌炎、强直性脊柱炎、哮喘等疑难病是世界难题，但在我们的医疗实践中发现，这些所谓的疑难病大多数是可以治愈的。把我的治疗思路传授给弟子，他们也治愈了许多患者，我们始终坚信古训："或言久疾之不可取者，非其说也。""言不可治者，未得其术也。"

查阅一下古今医案不难发现，历代医家对西医免疫系统疾病的认识十分丰富，有从外感论之，有从内伤论之，有从脏腑入手，有从经络入手；用药寒者有之，用热者也有之。这些观点让后学很难从舍，因而治疗上难以形成定见。

观察了数十例治愈的典型病例的由重到轻，由轻到愈的过程，我们发现了免疫系统疾病的由无到有，由轻到重的发展规律。

（一）本气先虚

《灵枢·百病始生》："风雨寒热，不得虚，邪不能独伤人。"《灵枢·营卫生会》："人受气于谷，谷入于胃，以传与肺，五脏六腑皆以受气，其清者为营，浊者为卫。营在脉中，卫在脉外，营周不休，五十而复大会，阴阳相贯，如环无端。"此讲营卫出于中焦。《素问·太阴阳明论》："足太阴者三阴也，其脉贯胃属脾络嗌，故太阴为之行气于三阴。阳明者表也，五脏六腑之海也，亦为之行气于三阳。脏腑各因其经而受气于阳明，故为胃行其津液。四肢不得禀水谷气，日以益衰，阴道不利，筋骨肌肉无气以生，故不用焉。"此讲脾胃行气于三阴三阳，又言筋骨肌肉之水谷气依赖于脾胃。

人体营卫气血的生成及正常的运行依赖中焦。六淫之邪伤人的基础是脾胃虚弱。脾胃不虚，则邪不能侵，邪侵亦不能潜伏。在临证过程中发现，免疫病患者在发病前、发病中其中焦不运是必备的条件。

（二）伏邪存焉

关于伏邪的理论最早肇端于《内经》。言："冬伤于寒，春必病温。"通过我们的临证发现"伏邪"是许多疑难大症、病的发病机制，在免疫系统疾病中占主要位置。

风寒湿邪侵袭人体，本气不虚者，机体祛邪之力尚足，多表现为外感表证。邪气从皮毛而入，当从皮毛而解，麻黄汤、桂枝汤、葛根汤、麻黄附子细辛汤等可用。表证的发热、咳嗽、喷嚏等症状除给患者带来痛苦以外，同时也具有外散之势，见此类症状不能轻易见热用凉，当因其势而利导之，否则邪陷于里，损伤正气。病从三阳入三阴。小儿常见太阴证（西医所谓的肠系膜淋巴结炎），老年人常见少阴证（诱发心脏病，呼吸功能衰竭）。中西医不恰当的治疗是伏邪形成的主要机制。

本气虚者，则邪初在表，正虚无力驱邪外出而入于经络，内舍脏腑，伏于血气，形成"伤风不醒变成痨"的格局。治疗应该"扶正达邪""助阳透邪"，甚至"但扶其正，听邪自去"，用人参败毒散、小青龙汤、四逆汤、麻黄附子细辛汤、乌头汤等加味。此类证不能用白虎汤、银翘散等剂，麻黄汤、桂枝汤等汗法也不能单独运用，必加补气、补阳之剂，否则容易大汗亡阳，寒邪不去。

（三）伏邪既存，正气必攻

人有一息尚存，正气必然去破邪，毕竟正邪不两立。正气足时有类表证的祛邪表现；因正气虚不能一鼓作气而驱邪外出时，正气消耗后，偃旗息鼓，伏邪继续隐匿。免疫系统疾病在春季加重，恰是人体借天地生发之大势，驱邪外散的表现。春曰发陈，亦发陈病也。正邪之间的拉锯战因正始终不能完全胜邪而形成，导致了反复发作缠绵不愈的临床表现。理解了这个特点，我们在治疗上的思路也就有了：以扶正为主，固本培元或用附子理中汤，或用补中益气汤、补血汤、建中汤、桂附地黄汤等。正气充足时，临床定有祛邪反应，如皮疹、关节疼痛加重、关节肿等。此时可在扶正的基础上加川乌、细辛、附子、吴茱萸、麻黄、桂枝、葛根等温开温通之品。有络病表现亦可用蜈蚣、全蝎、地龙、僵蚕等虫类通络。瘀血表现者加乳香、没药活血化瘀之属，代表方为加减乌头汤。外散之机欲停可已现虚象，如纳呆、便溏、汗多、乏力，脉有空浮象时，停上述温运药，再回扶正之途。如此反复几次，伏邪有望透发彻底，即告病愈。这阶段治疗当以元气为念，正气足则攻，正气弱则补，或寓攻于补。

（四）正气攻邪，必伤正气

正邪相争阶段，若仅见邪实，专事破邪，或恣用寒凉以减症状，加上伏邪一刻不停地消耗正气，易使元气匮乏，造成元阳浮越的危候。若出现下肢冰冷或浮肿，上实下虚，上假热下真寒，面如红妆，气升而不降等证。不能祛邪，急敛正气，用四逆汤、破格救心汤、四逆加人参汤、引火汤、潜阳封髓汤等。待下焦有根，元气归宅，再行扶正托透交替进行的方案。

（五）总结

1. 难症痼疾，师法仲景

免疫系统疾病的过程虽然强调阳气、强调寒邪，强调三阴证，六经病证均可在不同时期出现，出现哪经病证就按照哪经用方。体不虚，邪气盛表现出太阳证风湿热痹者可用人参白虎汤加味。病从三阴到三阳出现了阳明腑证和少阳证的用承气汤和小柴胡汤加味等。不能仅执一方一法，而应明了疾病的来龙去脉，按六经辨证施治，这样才能把历代医家的宝贵经验统一起来。

2. 免疫系统疾病出现热象

当分析"热证"的真假虚实。此类疾病的热若是外感风寒湿邪，外束肌表，内阻经络之发热，当以汗解。若是正邪交争，郁阻气机升降出入则应温通，通则郁解，郁去热清；若是元气浮越之真寒假热，当亟破阴寒，敛固元气。寒去阳回则热去。见热用寒，必伤元气，而致病由轻而重。

十四、奇经频发痼疾治法概要

奇经八脉病变的诊断，经络学说已作归纳：

督脉——总督诸阳，统领全身经脉。病变为角弓反张、脊柱强直、癫痫、惊风、痔疾；

任脉——任受诸阴，诸阴之海，主胞胎。病变为疝，白带、月经不调，不孕、小便不利、遗精、阴中痛；

冲脉——十二经之海，血海，渗灌十二经气血。病变为月经不调，不孕、流产、气急、腹内绞痛，奔豚气；

带脉——约束诸经，病变为下肢痿软，腰腿痛、腹满、白带、腰软无力；

阳跷脉——主左右之阳，病变为失眠、癫痫、足外翻；

阴跷脉——嗜睡、癫痫、足内翻；

阳维脉——维络诸阳，主表，病变为寒热交作，外感热病等表症；

阴维脉——维络诸阴，主里，病变为胃痛、心痛、胸腹痛等里症。

八脉病有两大特点，一是久治不愈的"频发痼疾"，二是"定时发作"类病症。清代叶天士《临证指南医案》对治疗八脉病变有独特的成功经验。经方桂枝加桂汤是治疗奔豚症——冲脉病变的特效疗法。我省中医学校已故温碧泉老师所创"奔豚汤"是通治八脉病变的特效方剂。清代《得配本草》并归纳了八脉病的用药规律。现参酌鄙见，简介如下：

督脉——黄芪、附子、肉桂、细辛、鹿茸、鹿角胶、鹿角霜、牛羊脊髓、紫河车、鹿衔草、枸杞子；督脉统诸阳，更具总督全身经脉作用。故凡入督脉药，可通治阴阳各经病，具补五脏元气、元阳、元精效用。其中之动物药，号称"血肉有情之品"，主补五脏，为治奇经病要药。

任、冲脉——龟甲、鳖甲、紫石英（镇冲要药）煅用、王不留行、巴戟天、香附、川芎、当归、苍白术、吴茱萸、枸杞、丹参。

带脉——乌贼骨、茜草、当归、白芍、川断、龙骨、牡蛎、艾叶、河车。

此外，肾为先天之本，治八脉不效时，"万病不治，求之于肾"，加肾四味鼓舞肾气，统率八脉则病愈。气为血帅，阳为阴根。重用生黄芪100克以上，以气统血，则八脉得养。重用附子100克以上，又是八脉病变中沉寒痼冷、危急难症的不二法门。由于八脉空虚，故补八脉用喂鸭子的方法——"填"。若脾胃虚衰者，又当先建中气，待后天健旺，可以运载药力时，始可进补。否则，滋腻伤脾，胃气一败，百药难施。奇经病变的给药方法，当按其发病节律，提前2小时给药，可收事半功倍之效。(《李可经验专辑》)

十五、耳病治疗思路

关于耳

"耳者，肾之官。"《灵枢·五阅五使》

"肾主耳……在窍为耳。"《素问·阴阳应象大论》

"肾气通于耳，肾和则能闻五音矣。"《灵枢·脉度》

"髓海不足则脑转耳鸣。"《灵枢·海论》

"耳者，宗筋之聚也。"《灵枢·口问》（宗，有总意，因手足三阴三阳之脉，皆入耳中）

"手足少阴、太阴、足阳明之络，此五络皆会于耳中。"《素问·缪刺论》

据上，耳病治疗思路当全面分析，不可执一。

1. 肾、肝失调，渐由鸣而聋，肾；突发，声大如虫（主），或渐声，肝胆火甚，上扰清窍。

2. 耳聋治肺："肺主声，故令耳闻声。"（《难经·四十四难》）外感，肺失宣降，气闭耳窍。宣肺通窍。

3. 外感或五志过极化火，暴聋，防风通圣散作汤服；耳源性脑炎，危重险证，攻毒承气（专辑276页）。急性化脓性中耳炎（专辑277页）

4. 内耳眩晕症，痰饮。

5. 查《备急千金要方》耳聪明目汤。

附：

《备急千金要方》记载："治善忘恍惚，破积聚，止痛安神定志，聪耳明目方，菖蒲益智丸。"

菖蒲　附子　远志　人参　桔梗　牛膝（各五分）　茯苓（七分）桂心（三分）

上八味为末，蜜丸如梧子，一服七丸，加至二十丸，日二夜一，禁如药法。

李可

2011 年 2 月 21 日

十六、"冰冻腹"治疗方案

1. 无特殊紧急情况时，壮元阳以消阴翳。小剂量破格、小剂量五生饮，海藻、止痉散、白芥子，标本兼顾；

2. 关格（梗阻期）硝菔通结汤合四磨饮子，中病则止，切勿过剂；

3. 不全梗阻期肠粘连汤合四逆汤，缓解后回到4.①；

4. 小剂处方要每周加量，五生饮最小量9克，第二周18克，第三周36克，（第四周72克，第五周144克），炙甘草18克，（最大守）60克，五生饮生附子另外酌定。

（编者注：此按李可老中医当时手写资料整理，详细用法参"中风要方二则·五生饮"）

十七、肺痈治疗方案

肺为娇脏，不宜过寒过热；

肺痈的治疗要分阶段，主要注意：

1. 肺痈，为手太阴经，为阴脏；

2. 此为内痈，属半阴半阳。一般的肺痈用千金苇茎汤即可。如果并有三阴问题，如少阴，加附子；如太阴，可加北芪、生晒参护中气。

例：芦根 60 克，冬瓜仁 30 克，薏苡仁 30 克，北芪 120 克，白芥子 30 克，白芷 10 克，皂刺 10 克，炮姜炭 30 克，生晒参 45 克，姜、辛、味、夏各 10 克。

此比例佳！

十八、尿毒症治疗思路探讨

近朱良春老门人介绍一病人，佛山二中教师，26岁，急性肾衰，已透析3次，求助。2年前发现热痹，由此演化而来。估计还有一线生机。

拟一方，以四逆加人参救肾气，理中救中气。麻黄附子细辛托里透邪。桃仁承气、大黄䗪虫丸破瘀泻浊，扫荡血毒，小半夏合吴茱萸、黄连治标止剧吐及颠顶痛。

我治尿毒症大体就是这样的方法。成功率不高，仍在求索。大家如有新进展，可互相探讨。每人病机不尽相同，凡有外邪伏匿难出者，（表现为不断感冒，乃伏邪找出路，病机向外）麻黄附子细辛汤为必用。开表闭以透邪，引出于外。有的患者要反复多次方能尽透。最后留麻黄5克，起通气作用。

气机上逆，有升无降是本病的共同病机，因此扫荡血毒法要一攻到底；剧吐神糊者，乃水来灭火，湿浊滔天，加麝香0.5克芳香化之。攻法要选择温下一类，邪正虚实之判断要准，攻补比例要拿捏得恰到好处。大泻反觉全身舒畅，头脑清灵，肌酐、尿氮迅速消除（每日可下降300左右），食欲大增，达到张子和邪去正自安的境界。若见稍有疲乏，食减，便是伤了中气，攻邪伤正，两败俱伤。此时，应先救正气。

治此症的全过程，要牢记彭承祖的两句话："三阳统属阳明，三阴统属太阴。""阳明之燥，不敌太阴之湿。"前一句，是医圣大的核心观点，也是《内经》明训，河图奥理，气机升降，是以土为中心的生命运动，无土不成世界，中气坏则五脏神机化灭！阳明阳土，喜凉喜润喜通；太阴湿土，喜温喜燥喜升。后一句，阐明阳明为标症，故白虎、承气不可过，过则阳明之里即太阴，随之虚化、寒化成太阴病。中气在本质上属虚，属寒，要时时给予呵护！

气机上逆，瘀毒浊邪上攻，清气必然下陷，攻法是六腑以通为顺，用得好则浊降清升，中气运化复常。张子和掌握的最好的攻法恰合尿毒症病机，使血分及体内浊毒有出路，保住了中气。一部伤寒论，397法，113方，每一法、每一方皆以保护中气为出发点和归宿。太阳坏病，及救误数十条，皆是救中气。这些临证多了，自会慢慢领悟。多作回忆，便会豁然贯通。可以避免许多失误。医生的失误，是以病人的生命为代价的。所以，张景岳传心录有一句话"宁可失于误补，误补尚可解救；不可失于误攻，误攻则噬脐莫及"。他老人家一定有血泪教训，不过古人多数护短，不肯像我把失效的也写入书中而已。但愿警钟长鸣！

附：与弟子关于尿毒症的问答。

尿毒症病人，各方面情况都很差，而且酮症酸中毒，呼吸中有烂苹果味，一定要用大黄附子细辛汤。水肿，尿少，脚觉得胖胖的，气肿为水证，阴寒弥漫三焦，上中下都不行了，用大破格救命，病人无尿，为敛过度，可用麻黄附子细辛汤开一下，揭一下盖，用大破格没错，只要把元气救过来，有些方法就可以用了，比如开玄府，麻黄附子细辛汤，先把上面开了，小便自然就通了，如果浊气很重，舌苔厚腻，不管是不是黄，用大黄附子细辛汤的指征就有了，若烂苹果味极重，大黄附子细辛汤要重用，烂苹果味很快就消失了。

问：这种情况是可以加芒硝的？

李答：加不加都可以，主要目的是通，并不是泻。大黄附子细辛汤主要是温通，温通下焦，而不是泻大便。

问：是不是山岚瘴气那一类的阴霾？

李答：对。这种病人有6、7天不大便就可以用小承气汤，如果很弱，也可以用，因为有大黄附子细辛汤固本。

十九、性功能障碍的论治

阳痿早泄主要从肾论治，但单纯用四逆汤力不足，起码要桂附八味丸，加仙灵脾 120 克（羊油炒），药房常用的仙灵脾未经羊油炒。羊肉是壮阳的。

桂附八味丸（原方为熟地黄 120 克，山药 60 克，山萸肉 60 克，泽泻 45 克，云苓 45 克，牡丹皮 45 克，桂枝 15 克，炮附子 15 克）的药量原方即可，但要用生附子，熟地黄 90 克足够，丹皮量至少要用 1/5，即 9 克，其他药一样，按原方比例用，只要熟地黄，附子的量大即可。90 克熟地黄配 45 克生附子（由 30 克起，日增 5 克至 45 克）比较快；紫油桂一般用到 15 克足矣，若所用紫油桂质量不佳，可以加大量至 30 克；阳痿早泄病的治疗较慢，一般用此方即可，没有大的变化。这种病人，一般在少年时期就有问题了，长期伤肾，很难恢复，过去形容这种病为"斫（zhuó）伤"，就像用斧头砍肾一样，治疗至少要一个半月。

阳强，要辨证论治，一般不可过于凉泻，凉泻过度治好后就恢复不了了，只能敛，封髓丹（黄柏，砂仁，炙甘草），或者潜阳丹都可以。阳强，用凉泻过度，无法恢复的病人，要辨证论治，可用《难经》隔二隔三疗法，运用五行辨证，东南西北的关系。

手淫过度，可以治，但要改正该习惯，为患者建立信心，要辨证，根据情况，要有针对性。

性功能正常，但不射精，为疏泄不及，肝的问题，肝的功能衰弱；偶尔出现一次不射精，为同房过于频繁，没有可疏泄的东西。

梦遗，属心经的问题，泻心火，无梦遗精，为过度（"以酒为浆，以妄为常，醉以入房"等造成）。

附：与弟子问答。

问：女性性冷淡怎么治疗？

李答：可以在四逆汤基础上加吴茱萸，再加肾四味，其中仙灵脾120 克用羊油炒，再加 120 克黄芪，这种人就是阴阳气血都不足，一般是房事过度，要不就是精神受过重大刺激，一蹶不振，或者劳累过度。

问：之前治过一个小孩 22 岁，没有性高潮。

李答：那就是过度了。

问：刚刚结婚的。

李答：那也是过度了，结婚前就过度了。

问：男女都有过度吗？

李答：都有，道理是一样的。

问：如果用气把它定住，反而让它转化行吗？不要让那种火出来。

李答：那更好。

问：高位截瘫的那些患者，可以用这个办法吗？

李答：没有实验过。还有雄蚕蛾，吐丝的蚕，结茧以后出来的雄性蚕蛾，在未交配前的，每次用 5 克，蜈蚣 3 条，配上仙灵脾 120 克治疗这种病效果特别快，男女通用。

二十、肿瘤治疗思路探讨

（一）肿瘤的病因病机

肿瘤病因的总括：第一大原因是本气自病。

第一条，一切病皆本气自病。这是一个总题目。不仅是肿瘤，所有的病，首先是本气自病。《内经》中有这么一段话，"风雨寒暑，不得虚，邪不得独伤人"。风雨寒暑，指的就是六淫外邪。六淫外邪侵犯人体，首先的一个条件就是人体自身虚了。如果没有人体的虚，那么外邪是不能够单独去伤害人体的。所以如果立足于本气自病这样的观点，我们在看（诊）肿瘤的时候，就不单纯是看肿瘤长在什么部位，有多大，或者对人造成多大的伤害。我们首先要理解就是本气自病的观点是出自《内经》的。明确提出这个观点的医家是彭子益（就是《圆运动古中医学》的作者），这个怎么样理解？比如说，各种病有强弱从化的关系。本气强的人得病了，从阳化热化实。本气虚的人，从阴化寒化虚，这是一个观点。

另外就是有"伏邪"的存在，"伏"就是"潜伏"的"伏"。不仅在《内经》中这样讲，而且后世各家也有这样讲的，但是不太明确。我们在治疗肿瘤的过程中，对于伏邪这个问题是（要）非常重视的。比如《内经》有这么一句，"冬伤于寒，春必病温"，从冬到春这个阶段就是伏邪存在的一个阶段。但是根据我们的实际经验，这个伏邪不仅仅是从冬到春这个阶段，任何时候，凡是正气虚弱不能够抗邪的这种体质——只要病情未完全恢复，然后就有一部分病邪潜伏在体内，伏邪的意思大致就是这样。

　　同时通过我们的临证发现，伏邪的确是许多疑难杂症的一个发病机制。在肿瘤以及好多免疫性的疾病当中，表现得最突出。这是第二点。

　　第三点就是"伏邪既存，正气必攻"。这就是邪正交争了。因为正邪不两立，一旦邪气进入人体以后，人体的正气必然去破邪，正气足的时候，有类似感冒的症状出现；另外当正气虚，不能够一鼓作气把外邪驱逐出体外的时候，正气就大量消耗了。这个时候就处于一种偃旗息鼓的状态，有人要自我修整，虽然这个伏邪继续隐藏在体内，就比如说有好几个疾病在春天的时候要加重，这个恰恰是人体借天地升发之大势驱邪外散的一种表现。还有一点，就是人体正气与外邪作斗争的过程，正气攻邪，必伤正气，就造成自我损伤。在正邪相争的阶段，如果仅看到邪实的这一面（就是我们对肿瘤的看法，假如是你只看到它是一个瘤子，是一个异物，我们要把它排除出去），这样的话就是专门去破邪，或者用大量的寒凉攻邪药物来减轻症状；加上伏邪一刻不停地消耗正气，这样就很容易使人体的元气匮乏，造成元阳浮越的危害。

　　另外就是人身各部，但凡一处阳气不到便是病。阳气不到之处，寒邪致病，就是痰、湿、瘀阻滋生之所。这是大部分疾病的普遍规律，因此说寒邪致病，十占其九，而肿瘤偏寒邪，沉寒痼冷，冰冻三尺，伏匿于三阴要害。所以性质就更严重了。这是其第二大原因。

　　第三个原因是情志内伤，就是五志过极，伤及了脏气，就是喜、怒、忧、思、悲、恐、惊这几种情志表现。我们举一个例子，比如说抑郁症，如今在社会中有很多了，抑郁症所表现出的"忧愁悲伤"，恰恰是"心主喜乐"的反面；还有很多抑郁症的病人，经常就无缘无故觉得好像有人在跟踪他，或者半夜不敢出门。这就是"肾主恐"，已经伤到肾的意志，"肾主骨，肾气虚则恐"，所以疾病影响五志的时候情况就比较严重。所以我们的治疗，为什么心主喜乐，它不但喜乐不起来，而且忧愁悲伤，这个主要就是阳气不到位。所以好多抑郁症基本上是用四逆汤、桂附理中汤，还有我用创立的破格救心汤来治。有些病人附子的量从45克开始增加到200（克）左右的时候，所有症状基本上就消除了。我治过好几位大学生的这种病。

（二）肿瘤治疗的思路和方法

有这么几点：第一点是"有胃气则生，无胃气则死""保得一分胃气便有一线生机"。第二点是"阳伤则病，阳衰则危，阳亡则死""保得一分阳气，便有一线生机"。这两者是互为因果的。好多肿瘤病人由于病的时间较久，而且经过了放疗化疗，用了大量寒凉攻邪的药物以后胃气衰败不能吃东西，这个时候我们就要用大桂附理中汤来醒脾，来救胃气，胃气来复就有一线生机。

另外如果出现少阴阳衰，就危在旦夕，在生死关头，救阳为急。这个时候可以用破格救心汤和破格救心酒。我有好多弟子最近几年在好多地方做过实验，治疗一些垂危的肿瘤病人，这个时候我们就不考虑肿瘤的这个方面，先救命，先把他的正气补起来。所以有一些晚期肿瘤并发心衰、呼衰、肾衰的病人，我弟子把破格救心汤泡成酒，病人喝3～5毫升就会有起色，一天两三次，他就活下来了。然后就从其他方面去进行调治。

这里面有一个问题，就是对待肿瘤的时候邪和正的关系，虚和实的关系，攻和补的关系。这个东西怎么样拿捏得恰到好处，这个非常困难。我现在跟大家读一下清代医学家喻嘉言的一段话，我认为对我们有很大启发，我们在治疗各种危重疾病的时候，应该把它当作座右铭，他的话原先是针对痢疾重症，但是它普遍适用于一切危重证候："七实三虚，攻邪为先；七虚三实，扶正为本；十分实邪，即为壮火食气，无正可扶，急去其邪，以留其正；十分虚邪，即为奄奄一息，无实可攻，急补其正，听邪自去。"

晚期的肿瘤病人已经到了十分虚弱的地步，是无实可攻的。所以我们在治疗肿瘤的时候不要仅仅立足于肿瘤，要立足于整体。基本大原则就是"但扶其正，听邪自去"，如果妄用攻邪，那就是促进死亡，这是一个大法。

另外就是关于伏邪，要用托透的方法——扶正托透。主要就是以麻黄附子细辛为主，也就是给邪一个出路。

还有一种情况，遇到肿瘤病人高烧不退，或者长期低烧，本寒标热，治法以四逆理中汤、四逆汤或者麻黄附子细辛汤为主。千万不要见热退热，因为经过治疗以后，这个病人能够从阴化阳，发热，这是好事。如果对他用大量药物去退热，伏邪又（会）重新逼回到体内。肿瘤已经形成了有形的证，怎么办？《内经》的方法就是"消之磨之，鼓之荡之"。要持之以恒，这样让它逐渐消退。但是我们始终是以扶助正气为基础的，这些都是一些治标的方法，主方就是海藻甘草汤。大家可能都知道，就是海藻、甘草、全蝎、蜈蚣四样药，加一些浙贝母、两头尖之类。

肿瘤的分部治疗：肺部肿瘤，包括呼吸系统上窍，可以用小青龙汤、小青龙汤加附子，实际上，我们治疗肿瘤最基本的东西就是四逆汤；消化系统的肿瘤，桂附理中汤加砂仁、生半夏为主；子宫、卵巢的肿瘤，也是以四逆汤为基础，加当归四逆汤、温经汤，其中紫石英和吴茱萸为常用药，因为它是入厥阴经的；食道肿瘤在危机阶段用开道散，先打通食道进一点食物，用一点药，药进不去怎么治病？可以用开道散（我的《专辑》里面有）。开道散要用好长一段时间。除了大桂附理中、四逆汤、生半夏，必要的时候用一些通腑的药物，大致情况就是这样。

另外，我们讲的这都是以扶正为主。另外就是攻下之法不可偏废，为什么呢？因为"阳明之降是人体最大的降机"。阳明是排出毒素的主要通道，肿瘤到一定的情况，也可以用一些攻下方法，但是攻下以温下为宜，以大黄附子细辛汤之类为主。

我跟大家举一个例子，就是有一年我来广州看病的时候，到空军医院，碰到一个小孩是视网膜母细胞瘤，这种病现代医学认为是不可能痊愈的，这个孩子有一个眼球已经挖掉了。当时我看了（后）给他留了一个方子，主要是四逆汤加海藻甘草汤加浙贝母加两头尖，因为当时有热化的现象，加了木鳖子。这是一个三两岁的孩子，最后附子用到600克以上。到第3个月4个月的时候，经过复查的时候肿瘤已经没有了。这个小孩现在活得很好。

还有另外一个问题，就是我们接手这个肿瘤到了最后关头，除了以上几点以外，就是要救误，比如说化疗、放疗损伤，大量用寒凉攻邪药物，导致胃气衰败，阳气很微弱，所以救药误这个过程就是救他的胃气，经过一段时间调理以后，能够吃饭，我们就有了用药的机会，这种情况也有很多。

（据李可老中医录音整理）

近10年治肿瘤上千例，立足本气，破阴凝，散痰积，颇有捷效，基础方如下：

漂海藻45克，炙甘草45克，止痉散（冲）3～6克，生附子30克，生胆南星60克，生半夏65～130克，生禹白附30克，白芥子（炒研）30克，生晒参（捣）45克，川尖贝（冲）6～10克，两头尖45克，干姜45克，紫油桂10克，麻黄5克，辽细辛45克，生姜75克，大枣25枚。

体质极虚者加服培元固本散。汤剂加肾四味各30克，核桃（打）6枚；

元气将亡，大破格用至脱险；

中气虚羸，大桂附理中汤救胃气；

疼痛剧烈，为三阴冰结，加生川乌、黑小豆、防风各30克，蜂蜜150毫升；

阴证化阳，肿物焮赤肿痛，加木鳖子45克；

发热，加乌梅36克、黑豆、黄豆、绿豆各30克。

(《学用经方两大关》)

附：与弟子问答

问：现在有一个膀胱癌，跟了我3年了。

李答：那还维持的不错。

问：这个病人生附子一直用至300克，吃了差不多一年了，但是他现半个月吃一剂药。

李答：可以了。

问：病人最近精神各方面都较好，但是出现血尿，有血块，绿豆大小，多则10块，少则1块。

李答：这很可能是疾病的恢复期，元气旺盛后的死血。

问：这个人拉过那种"瘦肉渣"样大便。

李答：那就对了，他拉这些东西时应该很舒服，很痛快。

问：对，这个病人还长过尖锐湿疣，在龟头位置，他的方子很简单，就是四逆汤加北芪、山萸肉，用大剂量细辛，最大剂量用到120克以散邪，并没有用吴茱萸。

李答：这种病，上吴茱萸更快。

第三章　方剂应用

一、李可老中医临证用方整理

（以下为李可老中医给弟子的手写资料整理及讲座内容）

（一）中风要方二则

1. 重订续命煮散

方源：古今录验小续命汤（临证应用，流传两千年以上，有文字记载十三个世纪）孙思邈续命煮散（《备急千金要方》卷之八，孙真人暴病中风，自拟效验方）通过临证验证，从数十首续命汤类方中筛选，改汤为散。

组成：麻黄、川芎、独活、防己、杏仁、炙草、（干姜）、（天麻）、（九节菖蒲）、（生水蛭）、（生南星）各三两，紫油桂、生附子、茯苓、升麻、辽细辛、生晒参、防风、[白芷（植物麝香、善通诸窍）]、（止痉散）各二两，透明生石膏五两，白术四两。

注：括号内药物为重订新加。

服法：上药研极细粉，每服3克，日三夜一，蜂蜜1匙，温水调服，服后多饮开水，得微汗为佳。不效少加，最大剂量5克/次。有表证者，加生姜45克，大枣12枚，核桃6枚（打），黑小豆30克，葱白4寸，煮汤送服。

病机：本气先虚，寒邪直中三阴，寒热错杂，痰湿瘀浊阻塞络道。

主治：①风痱（无故全身瘫软，不知痛痒）；②卒中风欲死，昏厥，口眼歪斜，半身不遂，舌謇不能语；③风湿痹痛。

现代应用：①可试用于运动神经元疾病。本散照服，另加生黄芪

500 克煮汤（可供 3 日）送服制马钱子（从 0.6 克起，逐日渐加，最高量 1 克/日）服 1 周停马钱子三日。马钱子中毒表现：阵发性痉挛，全身僵直感，无需惊慌，喝一大杯凉开水即解。②高血压、动脉硬化各期，从出现中风先兆（忽然四肢麻木，肌肉无故突突跳痛，偶尔昏眩，舌根发硬，一过性失语等）直至发生急性脑危象，皆可应用。

2. 加味五生饮

方源：自创，临证应用 40 年以上。

组成：生黄芪 500 克，生半夏 130 克，生附子、生川乌各 30 克，生胆南星 60 克，生禹白附、白芥子（炒研）各 30 克，生晒参 45 克（捣），麻黄 45 克（先煎去上沫，得畅汗后保留 5 克），辽细辛 45 克，干姜 45 克，云苓 45 克，生山萸肉 120 克，三石各 30 克，炙甘草 60 克，麝香 0.6 克（3 次分冲），生姜 45 克，大枣 12 枚，核桃 6 枚（打），黑小豆 30 克，葱白 4 寸（后下 5 分），蜂蜜 150 克。

煮服法：加水 3500 毫升，文火煮取 300 毫升，3 次分服。3 小时 1 次，昏厥、丧失吞咽功能者，鼻饲给药。极重证，抢救生命时，开水武火急煎，待煮沸 20 分钟后，边煮边灌，少量多次，日夜不停，脱险后改为每日 1 剂。

主治：寒邪直中三阴，肢厥或反发热，深昏迷，痰声辘辘，舌卷卵缩，屎尿自遗，上闭下脱，危在旦夕。六脉散乱，或七怪脉。

现代应用：①脑溢血重危急症抢救，高热不退者，加生石膏 250 克，童子尿 100 毫升，热退即去。痰阻气道者，加竹沥汁（每次 20 毫升），姜汁 5 毫升，苏合香丸 1 丸；脱险后改投生黄芪 500 克（可用 3 日）送服煮散。②癌症晚期，多脏器衰竭之抢救。

针刺急救：素髎、人中、涌泉三穴，重刺雀啄术，双尺泽（针管抽血 10 毫升），十穴、十二井刺泻恶血，以促苏醒，退高热。脱厥重者，大艾柱灸神阙（脐中）1 小时。

李可

2011 年 2 月 4 日 南方医院

（二）真武汤证

（真武汤归于理中汤类方）

①筋惕肉瞤；②振振欲擗地；③眩晕；④心悸，浮肿。

引申：一切风木妄动之征象，小儿双目眨动不停，大人不定处肌肉突突跳动，上下眼睑跳动，面肌痉挛。

部位：脾所属。

治则：补火生土，壮元阳以消阴翳。

性质：木克土。

水气、痰饮，脾为生痰之源，肺为贮痰之器，肾为痰饮之根（水泛为痰）（阳不化阴）。

病在三阴，太阴统之。

脾胃为釜，釜中之物，唯火可以熟腐、运化，散精于五脏。

故脾胃本病，理中汤，小建中汤，牵涉釜底之火，则用大桂附理中，补火生土。若见生克乖乱，但扶其正，听邪自去。

若木克土，不单是木气强，重点是土气虚，土旺则自不受克。

《难经》提倡隔二隔三疗法，我很少用，但特别注重"虚则补其母"（东方虚，西方实，补南方，泻北方，以中气为圆运动之轴）。

我治数百例小儿眨眼病，见此等病人大多面黄肌瘦，精神萎靡不振，食少便溏，得知皆因太阴不升，直接用理中汤，十天半月即大为改观，以桂附理中收功。30岁前，还注意"抑"木，用一些平肝息风之类，实是画蛇添足。而且"木"气，乃生生之气，张锡纯叫作"生命的萌芽"，岂敢任意摧残！（镇肝、伐肝、泻肝！）

真武汤之用白芍，乃是降胆（甲木），酸以敛之，使升发太过的肝气（乙木）回归肾水之中，成为坎中一阳。只有"降"得到位，才能生化无穷。故"十一脏皆取决于胆"，奥义在此。

一切属于少阴、太阴两虚之证，真武汤完全可以胜任。

（三）大柴胡汤变方

1. 排石汤（胆石症）

柴胡 125 克，杭芍 90 克，炒枳实 30 克，黄芩 45 克，黄连 15 克，吴茱萸 30 克，生半夏 130 克，大黄、辽细辛各 45 克，炙甘草 30 克，木香 15 克，醋元胡 15 克（9 克研粉冲服可立止剧痛），大叶金钱草 120 克，生姜 75 克，大枣 25 枚。

水 1500 毫升，急火煮沸 15 分，2 次分服，3 小时一次。

主治：急性胆囊炎，胆绞痛（石阻），症见右胁下绞榨痛，服 1 次后如疼痛加剧，为排石之兆，可即时送服通淋散 1 包。体壮者，可日服 2 剂。

注意与阑尾炎鉴别：剧痛逐渐集中于右下腹部，用攻毒承气汤。

本方同时可用于急性坏死性胰腺炎，加金银花 250 克，蚤休 45 克，木鳖子 45 克。

慢性胆石症，右胁下隐痛，痛不移处，改投真武汤变方。

白术 30 克，干姜、云苓各 45 克，杭芍 90 克，生半夏 65 克，黑附片 45 克，大叶金钱草 120 克，滑石 30 克，鸡内金 45 克，生晒参 30 克，五灵脂 30 克，炙甘草 30 克，川牛膝 30 克，乳香、没药各 10 克，醋元胡 9 克（研冲服）。待出现排石预兆时改投排石汤送服通淋散 1 包。

李可

2011 年 2 月 23 日

（四）炙甘草汤方义

纵观方义，必是热病后期，阴血大伤。但阴损必及于阳，气为血帅，既亡之阴血难以速生，未亡之气所当急固。故以炙甘草甘温补土为君，佐人参益气生津，桂枝（油桂尤佳）通阳，生姜、大枣和营为臣，如此大队滋阴之品方可发挥作用，犹恐大队滋阴药有碍阳气敷布，复加大剂米酒之温通为助。虽是滋阴主方，而仲圣护阳之意随处可见。识得此一层深意，则复脉汤之妙谛可得八九。阴损故宜补阴，但阴过盛则阳必衰，阳衰则生机顿灭。生死关头，勿忘救阳为急！因此，复脉汤证若见肢厥脉迟而结代频见，便是一丝残阳将灭，直须大剂破格方救阳。若已见亡阳端倪，则复脉汤中加生附子1枚为要！

复脉汤见于《伤寒论》，症状为心动悸，脉结代。

主治心血亏虚，神明失养，邪少虚多，滋阴和阳。

炙甘草60克，红参30克（捣），生地黄250克，桂枝尖45克，麦冬125克，东阿胶30克（化入），麻仁60克，生姜45克（切），大枣30枚（擘）。

煮服法：加米酒1400毫升，水1600毫升，先煮八味取600毫升（文火久煮），去渣，内胶烊消尽，温服200毫升，日三服。

三阴统于太阴，炙甘草为君，甘入脾，补中土，滋溉四旁，载药入心以充血脉，生地黄、麦冬寒凉之气无以发陈蕃秀之气（春主升发，夏主蕃秀），故必以红参、桂枝（似以油桂为宜）佐麦冬，以通脉散寒，生姜、大枣佐炙甘草以和营达邪，阿胶、麻仁佐生地黄补血而真阴自复，心脉自通，结代动悸自除。

李可

（五）变通大乌头汤

（通治骨病要方）

1. 组成

黄芪 250～500 克，麻黄 45 克（得汗后减为 5 克，自汗者不用），桂枝、赤白芍各 45 克，制天雄 45 克，制川乌、黑小豆、防风各 30 克，辽细辛 45～90 克，当归 45 克，干姜 90 克，炙甘草 60 克，生晒参 30 克（捣），蜂蜜 150 克，生姜 45 克，大枣 12 枚。

加水 7 斤，文火煮 2 小时，去渣，入蜜，文火煮取 6 两，分 3 次饭后服。

2. 加减法

（1）久病胃气已败，先救胃气，胃气来复，食纳大增时用上方。救胃气方：

白术、干姜各 90 克，砂仁米 30 克（后下 7 分钟），炒麦芽 60 克，生半夏 65 克，藿香 10 克，佩兰 10 克，制天雄 45 克，紫油桂 15 克（后下 7 分钟），炙甘草 60 克，生晒参 45 克（捣），生山萸肉 90 克，生姜 65 克。

日 1 剂，胃气怯弱，不胜药力者，1 剂药分 3 日服。

（2）颈椎病加粉葛根 60～120 克

（3）腰椎病加肾四味各 30 克，核桃 6 枚（打）

（4）疼痛剧烈加野丹参 45 克，乳香、没药各 10 克，止痉散（全蝎 6 克、蜈蚣 3 克，冲）

（5）各种癌症骨转移加漂海藻 45 克，两头尖 45 克，浙贝母 120 克，制马钱子粉 0.6 克（冲）

胃气已败，先服救胃方。

亡阳厥脱大破格救心汤加麝香 0.5 克救之。

3. 主治、功用、禁忌

（1）各种骨病，风湿、类风湿，脊髓空洞症，股骨头坏死，颈、腰椎变形、膨出，整脊过程用此方，可使早日愈合，不复发。

（2）全程配服培元固本散加刨附片 300 克，虎骨 100 克，藏红花 100 克，炙甘草 100 克，每次 3～5 克，每日 3 次，热黄酒调服。

（3）禁房事 3 月，禁一切生冷寒腻饮食。

4. 病机要点

肾主骨，骨病从肾论治。

万病成因，皆因人之本气先虚，风寒湿邪十占八九，阴虚内热，百难见一。所谓阴虚，皆相火离位，假热在上、在外，只宜引纳、温潜，误用苦寒清热，实是致死之道。地不分东南西北，人不论中外，无一例外。

足太阳经为人身第一道防线，故主一身之最表层，外为督脉所居，胸中为心中宫城，最里层为足少阴肾，生命之本源。故三邪入侵，太阳经即是入路，亦是出路，三邪由表入里，由浅入深，正虚无力驱邪外出，累累受邪，层层积压，遂成痼疾。脾、肝、肾均受邪，谓之邪入三阴本脏。治法当扶正为先，正气渐复则以托透之法，使伏邪渐次由里出表则愈。

托透法要分层次，要相机而为，有一条大原则，即"三阴统于太阴"。太阴脏与胃相表里，胃气即中气，为后天之本。"有胃气则生，无胃气则死"。故"顾护中气"为治病第一要义！只有保住中气的斡旋运转，五脏方能得到滋养灌溉，"运中土，溉四旁"，先天肾气才得以生生不息。肾气即"坎中一点真阳"之意，乃生命的起源与根基，号称"命门之火"。火生土的本义指此。临床上理中汤、小建中汤治不好的脾胃病，要用四逆汤补火生土，也叫补母救子法。可见先天与后天，互为其根。后天无先天不立，先天无后天不继。彭子的圆运动学说，是以中气为本，道理即在此。但他同时指出，少阴（肾气命火）为阳气之根，阳根一拔，中气无根，亦死。故我总结了一条：生死关头，救阳为急。破格救心汤的创立，也是从这个思路来的。明了以上机理，就懂得了托透法的方方面面。中气不衰，肾气有根，这就是运用托透法的先决条件。

变通大乌头汤是一个复方大剂，以四逆汤法驾驭麻黄附子细辛法，又重用黄芪运大气，升提下陷之中气，固表气，正体现了三阴统于太阴之理。运用要点已在加减法中详叙。

李可

2011 年 2 月

108

（六）小青龙汤治重危急症举要

（李老蒙山笔记）

医圣小青龙汤是治喘神剂。是破解世界医学难题中之心肺、肾重危急症的法宝之一。重新认识伤寒论，努力实践、探索、发掘《伤寒论》每一方的奥秘，是传承医圣心法，复兴中医的奠基之举。愿与青年一代共同完成这一历史使命。

1. 小青龙汤组成及主治

（1）组成

桂枝（去皮）、麻黄（去节）、芍药、细辛、干姜、炙甘草各三两（各 45 克），五味子半升，半夏（汤洗）半升（65 克），生姜 65 克（见半夏注）。

用经方大剂治病，今人颇多疑虑。今逐一破疑解惑，拨乱反正，以利临证应用。

①剂量换算

据 1981 年出土之"东汉大司农铜权"，汉代一斤为十六两，一两为十钱，汉代一斤合现代 250 克，汉代一两合现代 15.625 克，汉代一升，为现代 200 毫升，十升为一斗，十合（gě）为一升，不同药物（花、叶、籽、实、矿物类药）由于形状大小，质地坚硬、疏松之不同，经上海柯雪帆等多位专家分别称量核实，可为临床应用依据。如五味子一升为76克，半夏一升为130克（详见拙著专辑403页）。

这是伤寒论成书时的国家通行计量标准。为方便应用，去掉小数点以下尾数，则汉代一两合现代15克，三两合现代45克，每一两与原著相差0.5克。基本符合医圣用药原貌。我在1961年至1981年二十年间，为救心衰垂死病人，用原方原量（初期沿用一斤等于十六两，一两等于十钱的旧制，尚未改用克制），实际超过汉代用量1/2，为求稳妥，遵医圣"中病则止，不必尽剂"的原则，采用每剂药煮一次，分三次服，服一次若病退大半，则止后服，停药糜粥自养，不效则叠加，随症情变化，消息进退之法，确有"一剂知，二剂已"的神效。平均计算，药量仍在汉代剂量的范围之内。但已超过现代用量的10倍，24小时附子的用量则超过现代用量60倍。由于超过法定药典的剂量，我在20世纪60年代治重危急症的处方，有两次是经院长、公安局长双签字才得以配药。最初二十年的探索，在误打误撞中在剂量上有所突破，一位心衰垂死病人的家属误将3剂药并作1剂，2小时内服附子四两半，合现代135克，得以救活，后活到80多岁。使数以万计的垂死病人得以起死回生。经方治病救生死于顷刻的神奇功效，得以再现。直到1981年"权"的出土，古方计量的千古谜案，终于告破。令人震撼的是，李时珍老人的一句话——古之一两，今用一钱可也——竟使后世错了439年。直到现在，全国各省级中医院的中医临床大夫仍受到种种限制，甚至要追究法律责任。束缚中医手脚的"紧箍咒"太多。中医复兴要走经典之路，已无疑义。刻不容缓的是要按古中医自身发展的历史事实与理论实践，重编药典，刻下要先行松绑，赋予临床中医按照四大经典用药的权力。

②桂枝原方旁注桂枝去皮，现代以桂枝尖为好。

③麻黄一药，《伤寒论》方中最大剂量为六两（合90克），本方为三两（45克），在汤剂煮服法中注明，"先煮去上沫"，上沫中有暝眩物质，服之令人头眩，面赤而呕，先煮去上沫可免此弊。我的经验

可加等量之蝉衣则可有效防止发生瞑眩。麻黄效用，不但可以开玄府（周身毛孔）而发畅汗，且可通利九窍，开鼻塞、明目聪耳，利小便。使用麻黄峻剂时，可采取"得汗则止，不必尽剂"之法，消息进退。小儿、妇孺、老弱之人，可先服 50 毫升，密切观察，得润汗则减后服，得畅汗（全身毛孔皆有润汗，玄府已开）则止后服。3 小时内仍无汗意，可加至 100～150 毫升，更加饮热稀粥一碗，以滋胃助汗。有的病人，虽无汗却小便特多，咳、肿皆消。此为肺气已开，外邪下走空窍而出，亦为中病，无需强发汗。医圣发汗解表剂中，麻黄用至三两，正是伤寒方的基础有效剂量，低于此则无效。弟子曾治一表闭浮肿病人，每剂 10 克左右，久治无效。遂加至 15 克，药房忙乱中误取 50 克，及至发现错误，赶到病人家中时，已药后全身畅汗，肿全消，安然入睡。药工之误，恰恰暗合了医圣基础有效剂量，愈病之速，出人意料。医圣不传之秘在于剂量，又是一证。

④伤寒方中除芍药甘草汤用白芍酸以收之、补之，其余皆用赤芍，意在通利。经宋代许学士考证无误，再看《神农本草经》芍药项下论述："芍药，味苦平，主邪气，除血痹，破坚积寒热，疝瘕，止痛，利小便，益气。"则更无疑义。

⑤半夏原方旁注汤洗。"汤"意为沸水，汤洗即以沸水冲洗数遍。经方中半夏皆生用，汤洗可去其辛辣刺喉之弊，但汤洗也洗掉半夏稠黏润滑之液汁。过去认为"半夏辛温燥烈"，实是错误。内经明示"辛以润之"，凡辛味药皆有润的功用，附子大辛大热大毒，都能"致津液"，似乎匪夷所思，正是因为附子最能通行十二经脉表里内外，阳能生阴，气能升水之故。此液汁手感滑润，正是半夏温润的证明。古方"半硫丸"治寒积便秘，半夏降肺、胃、胆经之上逆，辛润通便，硫磺大热破寒积，甚效。我从 1961 年起，凡用生半夏不汤洗，而以等量之鲜生姜同煮，制其辛辣，积四十八年之亲身体验，无害而有殊效。用治重症妊娠恶阻、小儿老人暴喘欲绝、百日咳、肺心病之两衰危证、肺纤维化、食道癌之重度梗阻（生半夏 130 克，鲜生姜 75 克，赭石细

末 120 克，生附子 30 克，红参 30 克，干姜 75 克，吴茱萸 30 克，大枣 25 枚，加用开道散）等数万病例之实验，皆能应手取效，未见一例有害。现代之制半夏，经清水浸泡，甘草、白矾、生姜片浸泡月余，反复换水淘洗，制成之后已是纯粹"药渣"，半夏功效，丧失殆尽，非但不能止咳、止呕，浓重之矾味，反而令人作呕。现代用二陈汤之所以无效，源出于此。当代青年中医，以传承医圣薪火为己任，故在理、法、方、药四个大环节，要恢复医圣法度。驾驭毒药以救人性命，是医圣的重要贡献之一。重重险关，老一辈人已闯过，青年一代只要勇于再实践，细心体验，必可成就中医复兴之伟业。

⑥如何使用细辛，是令医界挠头的药物之一，与川乌、附子同列。几乎人人谈虎色变，畏之如蛇蝎，有终身不敢一用者。细辛，本是医圣手中的秘密武器，用于救危亡于顷刻的一号大将。由于宋代元祐年间陈承的《本草别说》中有"细辛若单用末，不可过钱匕，多即气闭塞，不通者死"（这是无的放矢，从古至今并无一人以单味细辛末治病）。陈承的根据是某狱中一囚暴死，似与服用含有细辛的药末有关，既未查证属实，又未作药物成分分析，想当然地将道听途说写入书中。后李时珍老人编著《本草纲目》时，不辨真伪，不读《神农本草经》的明文记载，以及《伤寒论》经典用药的范例，将陈承之说引入《本草纲目》。于是"细辛不过钱"的谬说便流传天下，使救命功臣细辛"蒙羞、蒙冤"439 年。中医界要为细辛平反昭雪，要追根溯源。《伤寒杂病论》是公认的四大经典之一，是中医之魂。而医圣用药所遵从的是《神农本草经》。两大经典，足以拨乱反正！

先看《神农本草经》论述：《神农本草经》将细辛列为上品，所谓上品即可以久服，可以延年益寿。论曰："气味辛温无毒，主咳逆上气，头痛脑动，百节拘挛，风湿痹痛、死肌。久服明目利九窍，轻身长年。"

清代张隐庵阐释此段经文，指明医圣的用药法度，并批驳陈承谬说，极有见地。敬录如下："细辛气味辛温，一茎直上，其色赤黑，秉少阴泉下之水阴，而上交于太阳之药也。少阴为水脏，太阳为水腑，水气相连于皮毛，内合于肺，若循行失职（本气之伤，外邪之侵），则咳逆上气，而细辛能治之（麻黄附子细辛汤、小青龙汤病理、病机。）

太阳之脉起于目内眦，从巅入络脑，若循行失职，则病头痛脑动，而细辛亦能治之（麻黄附子细辛汤法又一解）。

太阳之气主皮毛，少阴之气主骨髓。少阴之气不合太阳则风湿相侵，痹于筋骨，则百节拘挛；痹于腠理，则为死肌，而细辛皆能治之。其所以能治之者，以气胜之也。（大乌头汤之病机直解，可治类风湿性关节炎、硬皮病、红斑狼疮等免疫缺陷病）

久服明目利九窍者，水精之气，濡于空窍也。九窍利则轻身而延年矣！"

又曰："宋元祐陈承，谓细辛单用末不可过一钱，多则气闭不通而死。近人多以此语忌用（细辛），而不知辛香之药，岂能闭气（李可注：小青龙汤内之细辛之所以能止咳、定喘，皆辛香宣肺启闭开窍之功！）上品无毒之药，何不可多用？方书类此之言不少（未指出李时珍，留足了面子！）学者不善详审而遵守之（凡经典必恪遵之，原原本本继承之！），岐黄之门（伤寒论是第一道门坎），终身不能入矣！"

再看医圣张仲景如何用细辛。

医圣用细辛共16方。

凡治外寒内饮、血虚寒凝致四肢厥逆时，重用细辛散寒化饮之功，用量为三两，如小青龙汤、当归四逆汤及其类方等8方。若本气先虚，少阴阳根不固，兼夹外感或内生之实邪，则细辛只用二两，并与附子同用，如麻黄附子细辛汤之治太少同病，毕安内攘外之功于一方，大黄附子汤用细辛与附子、大黄相配，治寒积便秘，胁下偏痛。细辛辛散之力极强，只用二两，以免辛散太过。同类方共5方。其余各方都是丸散，用量不等，但每次服用量极小。

医圣用细辛已入化境，《神农本草经》的药理，在《伤寒论》中发挥到极至！《本草正义》全面总结了仲景用细辛之妙："细辛芳香最烈，故善开结气，宣泄郁滞，而能上达巅顶，通利耳目，旁达百骸，无微不至，内之宣络脉而疏通百节，外之行孔窍而直透肌肤。"

总结细辛之功用与用量，医圣张仲景应是我们的典范。在大是大非面前，我们只听张仲景和《神农本草经》的教诲，而不是不看四气五时，升降浮沉，脏腑归经，只论药物的化学成分，那样我们就不是中医了。中医复兴之路在古代而不是现代。只有告别错误，拨乱反正，回归经典，原原本本继承传统，才是中医再生之路。一味迁就西方，附庸西方科学，那是舍本逐末！

细辛以辽细辛为佳，药力雄厚，疗效卓著，但副作用是易致人呕吐，有人主张蜜炙一刻钟，以减其辛烈之味，可行。凡用细辛剂，对老幼妇儿重症病人，可依照仲景基础有效剂量，全方按比例递减至最小量，然后逐日叠加至基础有效量，以保证疗效。适当变通以适应不同病人。

2. 本方主治

综合归纳《伤寒论》《金匮要略》的论述，本方主治下述各证：

（1）"伤寒表不解，心下有水气，干呕发热而咳，或渴、或利、或噎、或小便不利少腹满，或喘者，小青龙汤主之。"其脉必见紧、弦。

（2）"病溢饮者（水气不化，流于四肢，肌肤，身疼重如带五千钱，肿胀，谓之溢饮）当发其汗，大青龙汤主之（病之重者），小青龙汤亦主之（病之轻者）。"

（3）"咳逆倚息不得卧（哮喘重症，张口抬肩撷肚，危困欲绝，端坐呼吸，不能平卧。），此方主之。"

（4）"妇人吐涎沫（痰饮上泛），医反下之，心下即痞（病机在上，在外，当解表化水气，下之则引邪深入），小青龙汤主之。涎沫止，乃治痞，泻心汤主之。"（半夏泻心汤和之，此证可直用大桂附理中合吴茱萸，直温太阴本脏，更助釜底之火，以拔痰饮之根。）

（5）"治肺胀，咳而上气，烦躁而喘，脉浮者，心下有水，小青龙汤主之。"（小青龙汤加石膏二两，此证由外寒闭塞过久，内已化热，故加石膏解外清内，免成肺痿之祸。）

以上五条，第一条为伤寒太阳篇小青龙汤证之提纲，以下四条为金匮治内伤杂病之变法。

我的理解，小青龙汤主证只"咳喘"二字，病在肺脏，日久由肺入肾。其病机为"本气先虚，外寒内饮"。治疗大法为发汗利水，表里双解。

太阳经是病的来路，亦是病的去路。胸中为太阳经出入之路，又为肺经安居之所，肺为水之上源，皮毛为肺之外窍，又是太阳经之循引通道。诸症当先解表，开太阳，宣肺窍，汗出则外寒由里出表，小便自利，水饮自消，诸症自愈。但临床治病，却没有这么轻捷便当。由于人体本气已虚，外邪屡屡入侵，寒邪由表入里，由浅入深，正气愈虚，邪陷愈深，层层藏匿于三阴之里，成为痼疾。非得反复扶正托透，伏邪难以尽出。变通小青龙汤病机中内因之"水气"，实即痰饮之演化，痰饮之成，"脾为生痰之源"，必是人体本气先虚，脾失健运，饮食不化精微，反成痰浊。于是浸渍于心胸肺胃间，"肺为贮痰之器"咳喘之内因，实缘于此。若无此内因，则外受风寒，不过是区区麻黄汤证而已，不会成为内外交困的小青龙汤证。医界有一句话"医生不治喘，治喘丢了脸"。不但中医，现代医学对喘证也是束手无策。说来惭愧，这一世界难题，远在一千九百多年前，医圣张仲景已完全解决，他的武器便是小青龙汤。

小青龙汤之所以能成为治喘神剂，乃是因为医圣驾驭有方。在"五或症"的加减法中，从种种苗头的端倪初见，便预见到深层病机转化的道理。从而采取相应的治法，以保元气，如看到第一个苗头"微利"，便去麻黄，因为大便稀溏已知病邪入里伤及太阴本脏，不可更发其阳，故去麻黄之散表。看到第二个苗头"渴"，便知津液已伤，有转化为阳明病之险，故去半夏，以免重伤津液，而加栝楼根三两（即天花粉）以止渴生津，阻断"太阳热化入阳明"之变。第三条，"若噎者，去麻黄，加炮附子一枚"。这是一个非比寻常的大苗头。有两种解释，一是食物下咽有气阻隔感，非食道病变的假性噎膈症。一是"呃逆"频作，古云："久病见呃逆者危。"少阴元气，本应下守丹田，今见丹田之气上奔作呃，少阴根气不能下守，将有亡阳厥脱之变，故去麻黄，加附子急温里寒。此条，医圣揭示了一条大原则：当表证、里证同时存在，若里证急，危及生命，则"急当救里"。《伤寒论》全书，每一法，每一方的字里行间，都寓有这样的深义，不可等闲视之，这也是六经辨证的精髓。中医治病当以识病机，抓"苗头"，顾护脾肾元气为第一要义！

3. 我用小青龙汤

考虑到现代人全属未病本气先虚，甚则未病本气先溃，因此，我用小青龙汤有以下变通：

（1）变通小青龙汤思路

①加附子45克，以四逆汤法驾驭小青龙汤法，重症加生山萸肉90克，先防厥脱，使元气固若金汤，则麻黄、细辛可放手去解表利水，而无辛散过度之虞；

②加生晒参30克，使之成为四逆加人参汤，滋阴和阳，益气生津，以制生姜、半夏之燥。重症则改投高丽参9～15克，研末吞服。缓缓提升下陷之中气以定喘；

③加茯苓45克，成为小半夏加茯苓汤，另辟蹊径，淡渗利湿，使浸渍心胸脾胃间之水饮从小便去，协助麻黄、细辛开玄府发汗，上下分消；

④为使本方成为治喘神剂，从射干麻黄汤中选入紫菀、冬花"对药"，以治"咳而上气，喉间水鸡声（湿痰缠于喉间所发之痰鸣音）"。从近代沪上名家经验中选入定喘要药壳白果一味。紫菀、款冬花，本经中品，温而不热，润而不燥，寒热皆宜，百无禁忌。《本草正义》盛赞："紫菀，专能开泄肺郁，定喘降逆，宣通壅塞，兼疏肺家气血。凡风寒外束，肺气壅塞，咳呛连连，喘促哮吼及气火燔灼，郁为肺痈，咳吐脓血，痰臭腥秽诸症，无不治之。而寒饮盘踞，浊涎胶固。喉中

第三章　方剂应用

如水鸡声者，尤为相宜。"冬花与紫菀性味相近，仲景之后凡治肺痿、肺痈、咳嗽喘促诸方无一不列为主药。所选白果，味甘，微苦，入肺肾经。功能敛肺气，定喘嗽，止带浊，为痰喘要药。其性收涩，表实者与麻黄同用，一散一收，治痰喘极效。白果有小毒，而白果壳善解白果毒，故凡用白果入药，宜带壳打碎入煎；

⑤凡见喉间痰鸣漉漉者，加竹沥60毫升（三次服）以稀释、涤除痰涎；

⑥痰喘实证，胸高息涌，窒闷欲死，加杏仁半升，葶苈子半升，大枣30枚，病退即去；

⑦肺心病合并呼吸衰竭、脑危象者，加麝香0.3～0.5克（首次顿冲，附子加至100克，另加山萸肉120克，生龙骨、生牡蛎、活磁石各30克）；

⑧寒邪郁久，入里化热，体温39度以上者，加生石膏250克，乌梅36克，热退即止后服，不必尽剂；

⑨方中麻黄有致瞑眩物质，令人一阵昏眩面赤如醉，除先煎去沫外，可加等量之虫衣，可免此弊。

（2）变通小青龙汤全方如下

桂枝、麻黄（另包，先煮去上沫）、蝉蜕、赤芍各45克，炙甘草30克，制附片、干姜各45克，五味子33克，辽细辛45克（蜜炙），生半夏65克，生晒参30克（另煎），茯苓、炙紫菀、炙冬花各45克，壳白果20克（打），鲜竹沥60毫升，生姜65克。

本方煮服法

①加水2500毫升，先煮麻黄去上沫，减500毫升，后入诸药，文火煮取500毫升，兑入参汁，分三次服，每次200毫升，每次间隔3小时。

②服首剂第一次后密切观察，若得全身畅汗，则剩余二次弃去不用。若仅得微汗，3小时以后再给药一次。若仍无汗，则缩短间隔时间，频频给药，以得汗为度。此即重剂分投，酌情进退之法。若服首

剂即得畅汗，或汗虽不畅而小便通利，亦为中病。则第二剂之后麻黄减为5克，此时麻黄之用已非发汗，而是调畅五脏气机，类同阳和汤之用。

特殊体质，表闭过甚者，在服汤同时，可加饮热稀粥，或"黑小豆、红糖、生姜、大枣和葱白（五虎汤）"，以滋胃助汗。

③老幼妇弱使用本方，可将全方按比例缩减。如用1/2量，则全方每味药皆减去1/2，严格保持原方君、臣、佐、使各药原貌，不得打乱君、臣、佐、使的比例，以保证经方的主攻方向。最小剂是底线，不得低于1/5，否则无效。婴幼儿也不例外。如本方附子45克，取1/5为9克，汤成，分10次稍稍与之，每次附子量约为0.9克，中病则止，不必尽剂，只要辨证无误，1/5的变通小青龙汤，治愈小儿暴喘的时间，超不过8小时，所用药量不足半剂药，剩余药液可弃去，或保留到次日陆续服完，可保终身不犯。

（3）变通小青龙汤的临证应用

小儿暴喘

1976年冬，治转业军人王庭仲之子，2岁零三个月，夜半，突然暴喘痰壅，无汗，喉间痰鸣如拽锯，面如蒙尘，唇青肢厥。询知下午给喂肥肉两块，证属寒喘夹食，予小青龙变法加味：

桂枝、麻黄、蝉蜕、赤芍、炙甘草、辽细辛、干姜各9克，五味子8克，生半夏13克，制附片9克，红参9克（捣，同煮），竹沥膏10毫升（分次兑入），炙紫菀、炙冬花各9克，壳白果10克（打），茯苓、焦山楂、炒莱菔子各9克（治伤肉食），生姜10片，白芥子10克（炒研，去皮里膜外之痰）。

加水1000毫升，文火煮取100毫升，小量多次，日尽一剂。此即变通小青龙汤1/5量。10岁以上儿童则服1/2量。18岁以上用成人量，老弱者酌情参照。

病家连夜抓药煮服，从开始服药至次晨8时，四小时许，1剂未尽，诸症悉除。追访至1996年，已20年未犯。余用本方四十九年，经治小儿近千人，大多一剂即愈。肾气虚者，加肾四味各 10 克，核桃肉 4 枚（与本方合人参胡桃汤、青娥丸，初病在肺，久必及肾，补纳肾气法），3 剂必愈。经年累月难愈者仅一例，后服固本散加川尖贝、上沉香、蛤蚧尾、冬虫夏草，服半年后，10 年痼疾得以根治。又尝治一例先天性心脏病二尖瓣缺损 12 岁男孩，逢寒即发暴喘，唇舌指甲青紫，喘息抬肩，不能平卧。常备此方加麝香如米粒大，病发服之，二、三日即平复如初。后以固本散一料，加生黄芪 600 克，制附片 100 克，干姜 90 克，炙甘草 60 克，日服 3 次，每次 3 克，不装胶囊，以热黄酒调服，三月后不再发。惜未追访，不知缺损之心肌是否长全。又治一例教师之孙女，8 岁，患先天性心脏病，时觉气憋，发作时喘不能卧，唇青紫。此公不甚相信中医，闲谈时论及此事，当地医院因其体弱甚且与主动脉粘连，暂无法手术，不知中医有无治法。余嘱其日用生黄芪 100 克，煮汤一小碗，入冰糖一小块，渴即饮此水，用一月余，唇紫退，喘憋亦不再发。后迁居晋南，不知所终。黄芪，位列本经上品第三，得土气最厚，善补中气，运大气，固表气，入脾经而主肌肉，最能化腐生肌，再生死肌，风湿肌痹，肌肤顽麻不知痛痒，服之可全身脱壳一层而愈。糖尿病下肢溃烂坏死，以经方黄芪桂枝五物汤，重用黄芪 500 克，半月间排尽脓血及黑烂死肉，收口而愈。黄芪又主大风，可治大麻风之全身肌肉溃烂。叶天士云："人生之虚，不外乎气血两端。黄芪气味甘温，温之以气，可补形（心肌亦有形之一）之不足，补之以味，可益精之不足也。小儿稚阳也，稚阳为少阳，少阳生气条达，小儿何病之有！黄芪秉春生少阳之气，入少阳而补生生之元气，所以概主小儿百病也。"由此推论，黄芪亦能主治小儿先天性脏器发育不全，请青年一代勇于实践，观察体验，为古中医学宝库再添新篇。

小儿急性肺炎

本病以发热汗出而喘为主证，可分正局、变局两种。正局用麻杏石甘汤，变局用变通小青龙汤。

正局，指小儿素体健壮，抗病力强。受邪则从热化，病机是"表寒未罢，里（肺）热已炽"。表邪来路是太阳，已用麻黄汤发汗，但寒去不彻，阻遏于肺，浸渍肺窍，故汗出而喘不止。虽有汗，不是大汗，虽里热，非大热，若大汗、大热则已是阳明白虎证，看出有内传阳明之势。故以麻黄汤去桂枝之辛温，重加石膏之辛寒为君，变辛温解表为辛凉清解、表里双解之法，使外邪仍从表出，阻断内传阳明之变。麻黄汤一味药的改变，开创了辛凉解表，甘寒清热之新路，成为后世温病派思路之祖源。伤寒方可以统治温病，清代柯韵伯以辛凉轻解法治春温，20 世纪 50 年代中期，蒲辅周以变通白虎汤治暑温（乙型脑炎大流行）达到了几乎无死亡、无致残的成果。融寒温于一炉，以伤寒大法驾驭温病治法，大有可为。

麻杏石甘汤法治小儿急性肺炎注意点：

①本方为辛凉清解峻剂。原方组成为：麻黄四两（60 克），杏仁五十个（20 克），炙甘草二两（30 克），生石膏半斤（125 克）这是《伤寒论》的基础有效剂量。

②如何掌握应用？且看原方煮服法：

上四味，以水七升（1400 毫升）先煮麻黄减二升，去上沫，内诸药，煮取二升（400 毫升），去渣，温服一升（200 毫升）。

本方得汤汁共二升，只言温服一升，所剩一升怎么办？未曾交代。与其他方剂煮服法不大一样，不是笔误或遗漏，而是一个悬念，有种种未尽之意，须得深思，方能领悟。其一，医圣治急性肺炎（麻杏石甘汤证），只需半剂药，即可热退喘定，所剩一升，弃去不用。其二，若惜药而尽服之，则药过病所，病机瞬息万变，造成新的伤害。由于手太阴肺经生于中焦，土为肺之母，脾胃相连，肺热已退，寒凉太过则伤胃，而阳明之里即太阴，转为太阴食少便溏之坏病，扶得东来西又倒，此等教训，比比皆是。

此犹误之轻者，重则太阴之里即少阴，神倦困顿，已是少阴病但欲寐之渐变，则更加焦头烂额。以上为用量太过。反之，如用量太轻，则不能达到基础有效量（注意本方君臣佐使比例，君药生石膏是麻黄的两倍，杏仁的六倍，炙甘草的四倍，可以制小其剂，但不可打乱比例，变异主攻方向），不能顿杀病势，难以阻断内传阳明之变，热势愈盛，亢热不退，熏灼脏腑，耗伤津液。最后阴竭导致气脱、阳亡（重症肺炎最后死于呼吸衰竭、心衰）。故学《伤寒论》重在识病机，用伤寒方要恰到好处，有病则挡之。当用之际，又要当机立断，不可犹疑。出现误治坏病，则以理中、四逆辈先救药误，以复元气。

综上所述，对麻杏石甘汤证六经病机转化的方方面面据临证实际加以叙述，不论伤寒温病，也不论用药太过、不及，或现代医院 ICU 的垂危病人，一旦出现少阴证，则已到了生死关头，速投大剂破格救心汤加麝香，十中可救八九。

以上所述为成人治法，而婴儿亦同此理。同样一剂药，只在服法上改为小量（每次 1～2 毫升），多次（开始半小时，得效后延长至 1～2 小时给药），若热退喘定，可入睡，则醒后再喂 5 毫升，3 小时后再喂一次，即可停药观察，若在次日午前尚未痊愈，则可再给药两次，每次 5 毫升，间隔 3 小时，所剩药汁弃去不用。治愈一例肺炎，不过一剂药的 1/20，最多超不过 1/12。在农村，配药难，宁可多备少用，不可急用无备。这样用药似乎骇人听闻。但是若用小剂（如 1/10），则煮出的有效成分浓度不够，反而误事。

变局，指肺炎小儿，如素有痰喘宿疾，正气先虚，暴感寒邪，无汗或有汗而发热、剧烈咳喘，鼻翼煽动，喉间痰声如拽锯，脉浮紧或滑数，烦躁闷乱，渴而索水，舌中根黄燥者，知有新感引动伏饮，内热已著，速投变通小青龙汤 1/2 量，加生石膏 125 克，依上法煮汤，少量多次给药，得汗则烦躁立退，咳喘立解，脉静身安，安然入睡。次日用 1/5 量，去石膏，再服两剂即安。小儿脏腑娇嫩，寒热虚实，瞬息万变。尝见肺中燥热未罢，太阴虚寒已起，若单用麻杏石甘汤，则病愈之后，食少便溏，羸弱之患，非旬日调治难以复原。吾今以四逆加人参山萸肉汤驾驭小青龙加石膏汤，太阴、少阴已得双重保护，虽重用生石膏清肺热，中病则止，绝无后患。

小儿大叶性肺炎垂危案

郭咏，女，6岁，1989年患急性大叶性肺炎，住院10日，已高热抽搐1小时，后昏迷6日，并发呼吸衰竭、心衰12小时，夜半邀余会诊。询知曾用进口青霉素，大剂量激素，清开灵，安宫牛黄丸无效。现体温突降至36度以下，二便失禁，气息微弱，喉中痰声漉漉，（已予吸痰无效）面如蒙尘，唇、指、舌皆青紫，手冷过肘，足冷过膝，六脉散乱如雀啄、屋漏，（心脏停跳前奏）已24小时吸氧5日。此属高热伤阴，阴竭，阳无所附，气脱于下，阴阳离决之险已迫在眉睫，院长介绍，已请省内儿科专家会诊，专家认为"小儿大叶性肺炎，出现呼衰、心衰、脑危象其中之一，已是死症，三者并发，神仙也救不了，无能为力"。我看小儿大汗淋漓，出气多，入气少，面如死灰，生死在顷刻间。遂不再多言，急投破格平剂：

炙甘草90克，干姜75克，制附子45克，生山萸肉120克，三石各30克，高丽参30克，麝香1克。

令药房取药，武火急煮，边煮边灌，每次鼻饲5毫升，麝香0.2克，至凌晨8时，5小时内共服药4次，院长来告，服第二次后汗止，体温回升至37度，手脚已温，心跳偶见间歇，呼吸平顺，服第四次后已能睁眼，吐痰，已给牛奶一小杯，已不再吸氧，去掉鼻饲管。当日，每小时给药10毫升，8小时内又服7次。下午4时再诊，小儿已能讲话，喝牛奶3次，泡食馒头片5片，脉仍迟弱，50次/分，已无雀啄。面色少显苍白，两目有神，唯喉间痰鸣如拽锯不退。询之，知有痰喘宿疾。遂予变通小青龙汤3剂，取1/2量，麻黄减为5克，加生山萸肉90克固脱。一场大病，九死一生，脏气大伤，令服培元固本散半年。后于一友人家相遇，此女已19岁，大病之后，调护得宜，颇健壮，已参加工作。其痰喘宿疾，自暴病中服破格救心汤1/3剂，变通小青龙汤3剂后，竟得根治。

此案有两点值得记录：其一，此病在预后判断上，中西医基本一致。从中医古籍（《内经》《难经》《四诊抉微》）记载看，凡见五脏绝证，七怪脉绝脉者，为必死之候，可以预知死于某日某一个时辰。我的态度是，明知不可为而为之，只要一息尚存，心跳未停者，即当一心赴救，不计毁誉，尽到一个医生救死扶伤的职责。我从医54年，救治这样的病人约五千之数。不要被外国人的结论、古人的定论所拘，尽信书则不如无书，要勇于自己实践。其二，我只是一个赤脚医生，我能做到的事，相信青年一代完全可以做得更好，我学医圣张仲景的遗作，不过是一星半点，努力按他的教诲，身体力行而已。青年一代要立志全面继承《伤寒论》六经辨证的理法方药，努力发掘无尽宝藏，一代更比一代强，勇敢地肩负起中医复兴的历史使命！至嘱，至嘱！

变通小青龙汤的病机、证候是"伤寒表不解，心下有水气，发热汗出而喘""咳逆倚息不得卧（或无汗而喘）""心下"的部位，包括胸中，心、肺、胃。水气，是痰饮之未成形者，重则可以变为黏稠之痰涎，浸渍、阻滞、缠绕于诸脏器之窍道间，而成喘。只要符合主证病机，不论西医的何种病或中医的一切外感内伤，皆可通治之。故本方可治现代医学之支气管炎、肺炎，哮喘、肺气肿、肺心病，肺间质纤维化，肺癌等一系列呼吸系统疾病；急性结核性渗出性胸膜炎，胸部积液，心包炎，心包积液，冠心病之痰浊瘀阻等心、胸部诸疾；心下即胃，胃为生痰之源，痰阻于胃，变生假性噎膈、呃逆等病。现摘要叙述常见三种垂危急症的初、中、末三期治法如下：

急性结核性胸膜炎，初病出现类感冒症状，发热恶寒，咳喘，胸闷，脉浮紧者，即投变通小青龙汤一剂，热退喘定，麻黄改为5克，再服二剂。失治或误治，胸腔积液，剧咳不止，胸闷刺痛，发热口渴，脉细数，舌边尖瘀紫者，速投：栝楼45克，薤白30克，白酒100毫升，桂枝、赤芍各45克，炙甘草30克，丹参45克"檀香、降香、木香、砂仁各10克"（后7分），生半夏、生薏苡仁、芦根、茯苓各45克，桃仁、杏仁泥各30克，冬瓜仁60克，生姜45克，大枣12枚。

上方三剂，3小时1次，日2剂，夜1剂，集中全力，化去胸肺间之痰饮、水停、瘀浊，24小时即可脱困。本方亦可治心包炎之心包积液。

热化伤阴者，加西洋参30克；寒化、虚化，脉微细，但欲寐，元阳被一团阴霾所困者，加炮附子45克，干姜45克，红参30克（另），五灵脂30克以破阴通阳。

肺间质纤维化，本病到中医接手诊治时，已属误治坏病，晚期之晚期。多数并发肺心病、冠心病、顽固性心衰，渐进性呼吸衰竭。由于人体本气已虚到极点，救治大法只能是"但扶其正，保命第一"。由于治疗过程中西医长期用大量激素及抗菌消炎疗法，中医又以滋阴清肺，清热解毒为主，寒凉伤中，肺阴未复，脾阳先伤，食少便溏，土不生金，化源先竭，反促败亡。急以桂附理中汤小剂先救胃气，保得一分胃气，便有一线生机。方如下：

炙甘草24克，干姜12克，炮附片12克，高丽参15克（另），白术12克，砂仁米10克，紫油桂10克，炒麦芽60克，藿香10克，佩兰10克。

加水1000毫升，文火煮取150毫升，兑入参汁，日分4次服。

由于此属病人胃气伤残过甚，非但不能运化饮食，亦不能运载药力，故以小剂缓图，补火以生土，芳化温中以醒脾。切记：用理中法不可用青皮、陈皮、厚朴、枳实等破气之品。因太阴病之胀满，乃寒湿阻滞，中气旋转升降无力所致。桂枝、附子壮釜底之火，仁参、黄芪补中气之虚，砂仁、藿香、佩兰芳香化湿醒脾，方克有济。妄用开破，反使中气下陷，拔动阳根，是促其死矣！

用药一周，胃气来复，食纳渐增。此时可制大其剂如下：

炙甘草90克，干姜90克，炮附片45克，高丽参30克（另），白术90克，砂仁米30克，紫油桂10克，炒麦芽60克，藿香10克，佩兰10克

上法调治月余，食纳大增，胃气来复，度过生死一关。

本病属大虚大实之候。久病气血耗伤殆尽，阴竭阳亡，气息奄奄，是为大虚。肺叶枯萎，湿痰死血盘踞深痼，是为大实。肺为娇脏，非

如腑实、痈毒之可以用霹雳手段，直捣病巢。只能以攻补兼施，抽丝剥茧的方法，缓化湿痰死血。

本病属沉寒痼冷，寒邪由表入里，由浅及深，深陷入脏，冰伏难出。治法上，虽数十年之久，仍当引邪由里出表。这正是《内经》"善治者治皮毛……上工治其萌芽"之一大法宝。由于本病主证与变通小青龙汤完全吻合，故以本方扶正托透法贯彻始终。

培元固本散以血肉有情之品峻补先天肾气，重建人体免疫力之功，故当常服。针对本病大实而又难以攻伐扫荡的特点，加入化瘀、化痰、虫类药，由浅入深，抽丝剥茧，入络搜剔，化瘀散结的缓攻之法，攻邪而不伤正。方中尤以炮甲珠、麝香对药，穿透攻破，无微不至，辟秽化浊引诸药直入肺窍，清除湿痰死血。诸药相合，有修复、激活受损肺实质病变之效。

本病在三衰暴发，生死顷刻之际，救阳为急，大破格加麝香1克，24小时连服3剂，脱险之后，坚持运太阴，保少阴，相机托透伏邪，缓图康复。（参见拙著《专辑》25页）

多发肿瘤晚期案，孙玉隆，男，56岁，天津地毯厂职工，2008年4月3日初诊，糖尿病胰岛素依赖9年，双肺癌3年零7个月，乙肝癌变18个月，介入后，不思饮食，周身疲软，喘不能步，喉间痰声漉漉，入夜咳逆倚息不得卧，无汗，全身紧束如绳索捆绑，脉沉紧弦，舌淡紫白腻。由天津到灵石，路途风寒外袭，太阳少阴同病，先予变通小青龙汤1剂，药后周身润汗，喘减，夜可平卧。继服小剂桂附理中汤10日，幸得胃气来复，诸症均减。遂令服变通小青龙汤，麻黄减为5克，炮附片由45克渐加至200克，每服3～5剂，或泻下恶臭便，或胸背发出红疹，伏邪渐次外透，守此一方，每旬服7剂，静养3日，经11诊，至2009年7月，服药18个月，服加味培元固本散3料。外观已无病容，天津—灵石往返8次，无须家人照料。

附：夏雨晴案

夏雨晴，女，17岁，山西临汾人。2007年5月19日初诊。经北京中日友好医院诊为"红斑狼疮"5年。自幼体弱，久用激素，致肝肾损害。自汗，脊痛，下肢肌肉关节痛不可近。曾发高热月余，脱发，两颊红斑。15岁初潮，病后停经已年半。面色萎黄灰暗，腿软，迈步困难，一日跌扑二、三次。脉迟，54次/分，心动神摇，食少消瘦，除"满月脸"外，余处皆瘦削。断为先天不足，藩篱大开，寒邪由表陷里，直入三阴要害，正虚不能鼓邪外透，予扶正托透法：

生黄芪250克，当归、桂枝、杭芍各45克，炙甘草60克，炮附片45克（每日加5克，90克为度），制川乌、吴茱萸、黑小豆、防风各30克，白术、干姜各90克，生晒参30克（另），生山萸肉90克，辽细辛45克，益母草45克，生姜45克，大枣25枚，蜂蜜150毫升。

加水3000毫升，文火煮2小时，去渣，入蜂蜜，浓缩至300毫升，兑入参汁。日3服，饭后40分服。

鹿茸粉30克，清全蝎60克，大蜈蚣30条，研分30包，每次1包，每日3次，随中药服。

2007年6月8日二诊：前投变通大乌头汤去麻黄加山萸肉、益母草，服至5剂，心跳加快，日泻恶臭带有黏涎之稀便3～4次，小便亦增多，甚觉爽快，食纳大增，此为本气渐旺，自我修复机制启动。胃气来复，则太阴得以统帅三阴，促使伏邪渐次外透。心跳加快者，乃深伏心宫之寒邪，得下焦命门真火之助，开始化解（凡心肌病，心包炎，积液诸病皆有此效应）。方中并无泻药，泻恶臭便者，亦真火扫荡寒邪从二便而去。亦有吐出大量痰涎者，此即《内经》"在上者，因而越之"，皆因中药助人体自我调节、修复之能。毕竟青少年，生机旺盛，诸症可退十之七八，痹痛全退，上楼不需父亲扶持。面色红润，已无病容。

仍遵原意出入，原方加九节菖蒲30克，直通心窍，嘱服30剂后再诊。

2008年3月16日三诊：上方服25剂，附子已达135克。月经来潮，长达26个月之剧烈痛经亦愈。此期间面颊、指肚、小关节不断透发红疹、红斑、小结节，腰、腿部大结节多个，旋起旋消，全身脱壳一层，六脉冲和，效不更方，嘱原方再服一月，加服培元固本散。附子从 135 克，日加 10 克，无上限，加至正气大旺，正邪交争，出现瞑眩效应后停药静养。

我累计近年经治红斑狼疮 5 例，其中一例病愈后生一男孩。治类风湿性关节炎，脊髓空洞症，股骨头坏死，硬皮病等免疫缺陷病皆有卓效。本方由黄芪桂枝五物汤、理中汤、麻黄附子细辛汤、大乌头汤合方化裁而成。遵三阴统于太阴之理，以理中汤、破格救心汤统驭全方，寓攻于补，扶正托邪为法。由于有蜂蜜，黑小豆、防风之善解乌头、附子之毒，煮服又遵医圣法度，绝无中毒之虞。若出现大瞑眩，则瞑眩一过，病退大半。若不能耐受，可以加蜂蜜 150 克，开水冲服，移时即解，无需过虑。

李可

2009 年 7 月 30 日济南古中医研究所

（七）续命汤类方运用

李可：关于大小续命汤在历史上流传的时间在 2000 年以上，是古代治疗中风的一个经方，但是现在用得少了，现代药理认为其中附子、麻黄、桂枝有升高血压的弊端，基本就被禁用。我曾经谈过，我要给大小续命汤平反，恢复它的本来面目。大小续命汤中间差不多，大续命汤多了一个生石膏。

我在深圳中风以后，当时右侧麻木，舌头发硬，讲话困难，回去就开始吃这个药，半个月就基本恢复，恢复到目前程度，最近有点累，昨天又是冬至，冬至阳生，古人讲交节病作，伏邪外出，有点不舒服。休息了一晚，就没事了，吃了点儿苏合香丸。

介绍这两个方子：续命煮散《千金·卷八·诸风门》，这个方子是在孙思邈老人家近 100 岁时写的，他整天被病人包围，操劳过度，然后就病倒了，这个病有些什么表现呢？

"吾尝中风，言语强涩，四肢朵颐，出此方，（他自己开的，让弟子给他煎好）日服四服，十日十夜服之不绝，得愈。"古代写书的作者，还没有谁得了病以后记录出来，所以这个病，孙思邈最有发言权。

主治诸风无分轻重，节至则发，比大小续命汤更广泛，可以治急中风，慢中风，中风后遗症。

麻黄、川芎、独活、防己、甘草、杏仁各三两，肉桂（紫油桂较好）、附子（生附子比较好，我这次就用的生附子）、茯苓、升麻、辽细辛（原来只有细辛，我感觉辽细辛还是比普通的细辛效果好）、人参、防风、各二两，透明生石膏五两，白术四两（一两等于十五克）。

打成粉，一天 14 克，绢包，煮出来的汤如白开水，药出不来，我就改成两层纱布，我考虑绢包，是但取其气，不让药末漏到汤里，但是我感觉漏出一点来问题不大。加生姜 45 克，1000 毫升水煮到 500 毫升左右，一天分四次服。3 小时一次，如果病很重，就可以加倍，24 小时不断药。

对于出现中风的预兆，或手指麻木，或肌肉跳动抽搐，比较重的麻木，就可以用它来预防。

急性期用此方也有效，需要加减。先用三生饮（生胆南星、生半夏、生川乌），用 150 克蜂蜜，适量水煮好后加九节菖蒲 30 克，麝香 0.5 克把病人救醒以后再用这个方子来纠正四肢偏瘫。

还有一个大续命散：主八风十二痹（包括类风湿性关节炎，甘肃柳拐子病，最后人完全不能动），偏枯不仁，手足拘挛，疼痛不得伸屈，头眩不能自举，或卧，苦惊如堕地状。盗汗，临事不起（阳痿），妇人带下无子，风入五脏，甚则恐怖，见鬼来收录，或与鬼神交通等疾病。

麻黄、乌头、防风、油桂、甘草、川椒、杏仁、石膏、人参、芍药、当归、川芎、黄芩、茯苓、干姜等分，研末，酒服方寸匕，3 克，日 3 次，不知稍加，加到以知为度。出现一些轻微反应为度，口舌麻木，不至于引起其他问题。

可治：中风后遗症，类风湿性关节炎，癜病，各种精神神经症状（与鬼神交通，鬼来收录），男子阳痿，女子宫寒无子，各种抑郁症（可以使肝阳升发，少阴的阳气得到升发）。我治疗了100多例抑郁症，基本就是四逆汤，逐日加附子量，到一定程度，出一身臭汗，就有说有笑了，这很奇怪，而且得病的大部分是大学生，家庭比较困难，环境压力比较大。

在南通会议时我写过一篇文章，《从麻黄汤治愈蛛网膜下腔出血并发暴盲引发的思考》我扼要地讲一讲，关键点：麻黄桂枝附子在高血压中能用不能用？用了后有什么后果？破疑解惑，如果这个解决不好，谁也不敢用。

2000年秋，我的一位年轻弟子，治疗了一个农村妇女20多年的高血压，其夫为煤矿老板，有钱在外边胡作非为，女的很生气，突然蛛网膜下腔大量出血，出血后不久，双眼什么也看不到了。这种暴盲，按照六经辨证，属寒邪直中少阴，当时用的是麻黄附子细辛汤，出了大汗，血压就好了，第二天，可以看到人影。人也醒过来了。为什么会有这样的结果？麻黄附子细辛汤按照现在医学观点，是升高血压的，为什么能治出血，而且对20年的高血压有这么好的疗效。当时我说过这么一段话：麻黄、桂枝升压已成定论，近百年来列为脑血管病的禁药。而麻黄汤却能治愈高血压，岂不成了千古奇谈？用药后出大汗，第二天所有的症状都解除。当时我的弟子中医根底不深，学眼科的，解释不了。

古代治疗中风，大小续命汤，收录在《古今录验》，是个古代验方。孙思邈在唐代就已注明，流传时间很长，《金匮要略》也收录，可见疗效应毫无疑问，就是机理难明，为什么大汗出后，血压下降，脑水肿减轻，小便也多了，病好后，8年时间，血压稳定，一劳永逸。当时考虑的是暴盲，少阴直中，他也没有想到有这么好的效果。

问：大家都知道，李老是善用大剂量的附子治疗急危重症，请问李老，您在用大剂量的方子时效果非常好，但也有一些人用小剂量治疗同样疗效也很好，请问剂量的大小您是怎样定夺的？尤其是对附子、细辛一类被认为有毒药物是如何定夺？

李答：这个问题不好回答。根据我的经验，在我的治疗初期，治疗急危重症的时候，其中有 6 例心衰患者，效果不甚理想。后来经过详细的印证，我发现在急危重症这块，用小剂量的话只能是隔靴搔痒。大家好像是有一种误解，服用这么多有毒的药物，会不会中毒？我反复讲了这个问题，只要辨证准确，使用大量药物是不会中毒的，而且可以起到很好的疗效，是救命仙丹，相反，辨证不对，很小剂量也会出事的。据我一生见到的危症没有一个是小剂量药物能够治疗成功的。中药的毒性是有其针对性，中医的治病是以寒制热或以热制寒，是相对的。假如患者是寒证，用多大的量也不会过，假如患者是热证，是假寒证，辨证有误，用再小量的附子患者也受不了。我在治病的过程中，也曾想向前辈学习他们那种轻灵，但是最后都失败了，这也许是我的功力不够！

（此据李可老中医讲座内容整理）

（八）从麻黄汤治愈蛛网膜下腔出血并发暴盲案引发的思考

1. 蛛网膜出血并发暴盲案

2000 年秋，孙瑞琴乃一农妇，37 岁，患原发性高血压 18 年，暴怒引发蛛网膜下腔出血，昏迷 48 小时，醒后暴盲。寒战，咳逆无汗。查见颅内血肿、水肿，双眼底出血、水肿。依照眼科名家陈达夫先生目疾六经辨证大法：凡目疾，无外证而暴盲，为寒邪直中少阴，玄府（毛孔）闭塞所致，当用麻黄附子细辛汤温肾散寒。附子温少阴之里；麻黄开太阳之表，即是启玄府之闭；细辛直入少阴，托邪外透。今症见寒战无汗，禀赋素壮，纯属表实，与少阴无涉。遂予麻黄汤一剂令服。

次日诊之，夜得畅汗，小便特多，8小时约达3000毫升，今晨头胀痛得罢，目珠胀痛亦止，目赤尽退，血压竟然复常，已可看到模糊人影。后以通窍活血汤冲服生水蛭末12克，调理一段时间，竟得复明，视力：右眼0.8，左眼1.2。病愈3年，血压一直稳定。

麻黄、桂枝升压，现代药理已成定论，近百年来已列为脑血管病禁区，而麻黄汤竟然治愈不可逆转的高血压，岂非千古奇谈！由此想到古代治中风昏迷欲死，用"古今录验大小续命汤"，并强调"录验"二字，必有至理。现代斥其非，实是不知汗法可以消除溢血、充血之水肿。人本一体，表里同气，表气闭塞则里气逆乱，表气通则里气和。中医药有双向调节效能，是通过调理整体气机而治疗局部疾病。汗法之奥妙，并不单在一个"汗"字，麻黄可以通利九窍，宣通脏腑之气。

从本案的病机看，由于寒袭太阳之表，玄府闭塞，寒邪郁勃于内，气机逆乱上冲。邪无出路，遂致攻脑、攻目。邪之来路，即邪之出路，随着汗出，表闭一开，邪从外散，肺气得宣，水道得通，小便得利，郁结于大脑及眼底之瘀血、水肿亦随之而去，脑压迅速复常。

麻黄汤的惊人奇效，使我想到古代用"大小续命汤"治疗中风，临证应用长达13个世纪。孙思邈录入《备急千金要方》，而且推崇备至，曰"大良"，曰"甚良"，曰"必佳"，曰"诸风服之皆验"。最典型的案例是孙真人自己曾一度中风，语謇肢废，乃将本方之变方"续命煮散"连服十日十夜而愈。古代中医的许多理论与治法的奥秘，现代人尚无法破解，用现代病理药理揣测古代医理病机，大多是闭门造车，驴唇不对马嘴。如果用现代的尺度去判定古代的是非，把真正的精华当成糟粕抛弃，则我们将成为历史的罪人。

兹将大小续命汤抄录于下，间附鄙见，供同道们再思考，再实践：

2. 古今录验大小续命汤（《备急千金要方》卷之八）

（1）小续命汤：麻黄（另），防己、红参（另）、黄芩、上肉桂（后下）、白芍、川芎、杏仁、炙甘草各一两，制附子1枚（以30克计量），防风一两半，生姜五两，大枣十二枚。

大续命汤：上方去防己、附子，加当归、生石膏。

（2）古今剂量折算法：一两等于15克，大剂加倍，中剂为大剂的1/2，小剂为大剂的1/3。重危急症用大剂，病轻、体虚用中、小剂。

（3）主治：孙思邈曰："卒中风欲死，不省人事，口眼㖞斜，半身不遂，舌謇不能语，亦治风湿痹痛。夫风为百病之长，诸急卒病多是风，宜速与续命汤。"

大续命汤治中风之壮烈如火者。

（4）煮服法：孙思邈曰："以水一斗二升（2400毫升），先煮麻黄三沸（大沸后以冷水点之，再沸再点，三次为三沸，时间约50秒）去沫，入诸药，煮取三升（600毫升），分三服，甚良；不愈更服三四剂，必佳。取汗（之法度）（当）随人中风轻重虚实也。"（注意：历代把内风、外风截然分开，不符合临床实际。人处在大自然大气之中，风为百病之长，外风可引动内风，而且孙思邈明确指出："诸急、卒、暴皆是风。"从风论治，临证实效显然，实践才是检验是非的唯一标准。故不令人虚。诸风服之皆验。孙真人亲历其事，仅10天便治好自己的中风重症，他最有发言权）。

（5）使用本方之加减法及注意点

用量：麻黄经方用量特大，古今折算，一剂用至45克之多，临证当南北异治。南方燠热，腠理开泄，用量宜小，但也有例外。北方酷寒，用量宜大，用至45克，三剂始见微汗。但也有例外，体质虚者，10克便大汗淋漓。故我用麻黄注意两点：①凡用麻黄必加两倍之蝉蜕，等量之地龙，以防止麻黄令人昏眩、心悸面赤之瞑眩效应。②另煎分次兑服，斟酌进退，得汗为度，中病则止，不可过剂。以免多汗伤阴，大汗亡阳。玄府闭塞重者，一次难以通彻，故可隔两三日再服再汗。每汗一次，小便随利，脑水肿必减轻一些，脑血肿必消散、吸收一些。得汗之后，麻黄减为5克，让它发挥通气的作用，直至痊愈。这是活血化瘀法望尘莫及的。麻黄妙用，重在通利九窍，宣通脏腑之气，像阳和汤之用麻黄，便是此意。麻黄的利与弊和现代医学的臆测截然不同：汗法使气机升降复常，可以治疗高血压，这又使现代人瞠目结舌。但中医心知肚明，我们驾驭中药，凭的是气机升降与药物的四气五味，升降浮沉，这和现代药理的化学成分毫不相干。

加减：大小续命汤以小续命汤为常用，两者大同小异，主治相似，不同点是"大方"主治"卒中之壮热如火者"。中风突发高热，现代认为是脑溢血后继发感染，中枢性高热，必然还有神昏谵语等其他危象。但在加减法中，仅减去防己、附子，加当归、生石膏，而不去麻黄，因为汗法得宜，可以减轻脑压，消散瘀血、水肿，故中风危证亦不避麻黄、桂枝。这正是古人的聪明之处，古法的奥妙之处，可惜被中西汇通派想歪了。

此种证情，大多属于闭证或上闭下脱证，或假闭证、真脱证，真假难辨时最要抓住主要依据，稍有差池，顷刻生死立判。

凡闭证，必见高热神昏谵妄，面赤如醉，目赤，气粗，口臭，牙关紧闭，两手紧握，二便闭结，六脉洪实，居室必有秽臭之气。急用大方加大黄45克釜底抽薪，导热下行，生石膏加至250克，因三阳统属阳明，阳明一清，壮热立退。加竹沥水30毫升涤痰，加九节菖蒲、郁金各30克，安宫牛黄丸1粒，麝香1克（分冲），以清心开窍醒脑。若兼见热极动风，角弓反张，加"羚羊角粉3克，止痉散4克（分冲）"以息风止痉。以上鼻饲给药。

与此同时，针泻素髎、人中、涌泉、十二井、十宣刺泄黑血，解外以安内，外围一解，中枢压力立减。针药并施以促苏醒。

凡脱证，虽有高热，必见神情疲惫，昏沉不省人事，发热，面色嫩红，或鲜艳如涂油彩，或灰暗萎黄无华，目合口开，手撒尿遗，已是中气下脱，真阳一涌而出，顷刻便有亡阳之祸。速以小续命汤大剂去麻黄、黄芩、川芎、附子、炙甘草加至120克，再加干姜90克，人参易高丽参30克（另兑），生山萸肉120克，龟甲10克，生龙骨、生牡蛎、活磁石、乌梅各30克，童便1杯反佐，救阳固脱。若兼见痰壅辘辘，加生半夏 45 克，生胆南星、川乌、黑大豆各 30 克，沉香 10 克，竹沥水 30 毫升，姜汁 10 毫升，麝香 1 克（分冲），加蜂蜜 150 克入水武火急煎，随煎随灌或鼻饲给药。大艾柱重灸神阙、关元，十中可愈七八（虽重用川乌，方中有黑大豆、防风、大量炙甘草及蜂蜜，乃有制之师，绝无中毒之险）。

脱证发热，乃虚阳外越，急急敛之固之，以童便反佐之，土温则火敛，阳回则热退。清热养阴之品沾唇必死。

治闭证，又要先看下边，若见遗尿便是上闭下脱，真阳失根，按脱证论治，以苏合香丸温开之。稍用凉剂，顷刻脱象毕露，无可挽救，古人说"独处藏奸"。若十分闭证之中，见有一二分可疑，便要想到戴阳，想到浮阳飞越，如此则可避免误断、误治。

善后调理，可用补阳还五汤，重用生黄芪 250 克，与小方合方化裁。虚化、寒化者，去黄芩加干姜，10 剂之后，麻黄减为 5 克，四肢痿废，重用理中。口眼㖞斜，借朱良春老师虫类入络搜剔诸法，全蝎、蜈蚣、生水蛭，研末吞服，必有速效。若中气、肾气大虚、久损不复，可用大三七 100 克，血琥珀 50 克，紫河车 100 克，生晒参、中等黄毛茸粉、藏红花各 50 克，清全蝎 60 克，大蜈蚣 100 条，小白花蛇 60 条，制粉久服，扶正以祛邪，舒胸怀，慎房事，保肾气，配合针灸，佐以适当锻炼，以期康复。

大小续命汤实是中风金方，由于受诸多似是而非观点的影响，今人久已罕用。本方立法用药暗合医圣六经辨证要旨，故能流传千古。本文意在破疑解惑，引起同道们思考，不当之处敬请批评指正。

（九）密传外伤骨折方

乳香、没药、禹白附、土鳖虫、全蝎、羌活、川断、自然铜、桂枝、怀牛膝、木瓜、三七、血竭（注意防伪）、藏红花、大三七各 5 克，大珍珠 3 粒，龟甲 5 克，制马钱子 0.5 克，川芎、白芷、龙骨

（防注意伪）、锁阳各 5 克，真麝香 1 克。

研粉，热黄酒送下，早晚各 1 次，每次 9 ~ 15 克。

服后止痛消肿极速，可听到碎骨自接之咔嚓之声。无后遗症。

（十）雄青散

主治带状疱疹、俗名缠腰火丹。

明雄黄 4.5 克，青黛、黄连、黄芩、黄柏、生大黄各 6 克，冰片 2.1 克，透明石膏 12 克。

研细粉，以蛋清调糊外敷患处，经治数百例，均在一日夜之内痛止、疮敛。唯恐大苦大寒逼毒内陷，观察数十例，尚无流弊。

内毒外发是大好事，当因势利导，未尽者可予麻黄附子细辛加蒲公英 120 克速发，必无后患。

（十一）通淋散（治标用）

生大黄 18 克（高度白酒浸 30 分钟，烘干），琥珀、海金沙、泽泻各 10 克，大蜈蚣 20 条。

制粉，分作 5 包，必要时 1 包，以蛋清 2 枚调糊，予早晨 5 时温水送下，接服热黄酒 50 毫升，缓解后停药，再次有发作预兆时再服 1 包。如可耐受则不服。

（十二）打鼾方

瓜蒌 45 克，薤白 30 克，生半夏 45 克，丹参 120 克，檀香、降香、沉香各 10 克，砂仁米 10 克，桂枝 45 克，炒枳实 15 克，桃仁 30 克，五灵脂 30 克，红参 10 克（另炖），制附片 45 克，茯苓 45 克，泽泻 30 克，炙甘草 60 克，生姜 45 克，干姜 70 克，橘红 15 克，莱菔子

30 克（生炒各半，捣）。

加水 3000 毫升，白酒 90 毫升，浸泡 40 分钟，文火煮去 300 毫升，兑入参汁，3 次温服。

附子逐日叠加 10 克，以 10 剂为一疗程。服完 10 剂，再重复一次，共服 6 次。

（十三）受孕方

生黄芪 120 克，当归 30 克，刨附片 45 克，干姜 45 克，红参 20 克（另），甘炙草 30 克，辽细辛 45 克，吴茱萸 30 克，桂枝、赤芍各 45 克，通草 30 克，炒小茴香 15 克，血丹参 30 克，乳香、没药各 10 克，肾四味各 30 克，桑寄生 45 克，老鹳草 30 克，生姜 45 克，大枣 12 枚，核桃 6 枚（打）。

水要加多，5 斤，煎煮 1 个半小时。

月经前三天开始，服至月经完。

（十四）产后乳腺炎方

连翘 45 克，金银花 90 克，蒲公英 45 克，生甘草、皂刺、白芷、炮甲珠各 10 克，栝楼 30 克，桃仁泥 25 克，蚤休 30 克，元参 120 克，木鳖子 30 克。

用 1500 毫升水及 100 毫升高粱酒泡 45 分钟以上，以大火煮 15 分钟，1 天内分次喝完，严重时 1 天 2 剂，服上 2～3 剂。

（十五）阳强方

泻南补北，刚者柔之：

1. 黄连 60 克，黄芩 30 克，杭芍 30 克，阿胶 45 克，蛋黄 2 枚
水 1200 毫升，先煮前三味取 400 毫升，入阿胶烊尽。稍冷入蛋黄

135

搅匀，每服 120 毫升，日三服。

2.引火汤（原量）油桂 3（米丸先吞）

九地 90 克，盐巴戟肉、天冬、麦冬、云苓、五味子各 30 克，三石各 30 克。

水 1500 毫升，文火煮取 300 毫升。

上二方混匀，日分 3 服。

（十六）腹股沟疝方

多属气虚下陷，多服可以根治

北黄芪 60 克～120 克，当归 30 克，柴胡 10 克，升麻 10 克，桔梗 10 克，白术 30 克，红参 15 克（另炖），荔枝核 15 克，橘核 15 克，盐补骨脂 30 克，炙甘草 30 克，盐水炒小茴香 15 克，生山萸萸 60 克（益智仁 60～120 克，乌药 10 克，有开无合，有降无升诸疾），生姜 10 片，大枣 12 枚，核桃 4 枚。

（十七）频频呕吐（急救方）

赭石粉 30 克，生半夏 75 克，高丽参 30（另炖），云苓 30 克，吴茱萸 30 克（洗），炙甘草 15 克，鲜生姜 75 克，姜汁 20 毫升，大枣 12 枚。

煎取浓汁 300 毫升，不分昼夜，小量多次呷服至呕止。不论何种呕吐，皆由胃气上逆，方以赭石、生半夏、鲜生姜降胃。

（十八）沉寒痼冷温化方

久受阴寒潮湿，成为沉寒痼冷，五脏气机不运，致寒湿之邪深伏三阴不能外透。遂有鼻塞、身痛、骨痛诸症。予托透法，多数可以治愈。

136

麻黄 10 克，蝉衣 20 克，辽细辛 45 克（后下 5 分），制附片 30 克，北黄芪 120 克，制川乌 30 克，黑大豆 30 克，防风 30 克，桂枝 45 克，赤芍 45 克，炙甘草 60 克，白芷 30 克（后下 5 分），蜂蜜 150 克，生姜 45 克，大枣 12 枚，红参 30 克（另炖）。

加水 2500 毫升，文火煮取 500 毫升，兑入参汁，分 3 次，饭后半小时服。

以上为 1 剂。

1. 女性，加当归 30 克，吴茱萸 30 克，大枣 25 枚。

2. 风湿侵犯心脏，加生薏苡仁 120 克。

3. 体虚，加肾四味各 30 克，核桃 6 枚。

（十九）腰痛基本用方

桂枝汤加葛根加肾四味

桂枝 45 克，赤芍 45 克，炙甘草 30 克，粉葛根 120 克，肾四味各 30 克，生姜 45 克，大枣 12 枚。

气虚者加生北黄芪 120 克。

感风寒者加附子 45 克，细辛 45 克。

（二十）临证验舌法

近日诊余温课，翻检出旧存剪报一则，清代杨云峰遗著《临证验舌法》中之两小段，重读一遍，再一次为之震撼！文中指出，历代宗师，拘文牵义，错解《内经》，误判阴阳虚实，"以讹传讹，自古迄今，普天之大，不知日杀凡几，良可痛也"，杨公之论，振聋发聩，是专为我们老中青三代中医写的一部《医医病书》。值得我辈痛切反思。兹照录如下，但愿警钟长鸣：

临证验舌法

清代杨云峰　著　慎斋　点校

1. 验舌分虚实法

《内经》云："邪气盛则实，正气夺则虚。"又云："有余者泻之，不足者补之。"窃谓虚实两字，是揽病机之领，补泻两字，是提治法之纲。盖以人之有病，不出一虚一实；医之治病，不过一补一泻。如虚实稍有疑心，则补泻无从下手，是参证切脉以审虚实，故临证第一要着也。乃有证似实而脉则虚，脉似实而证则虚者，如舍脉从证，既难信以为真，而舍证从脉，又唯恐其是假，且则奈之何哉。不知凡物之理，实则其形坚敛，其色苍老，虚则其体浮胖，其色娇嫩。而病之现于舌也，其形与色亦然，故凡病属实者，其舌必坚敛而兼苍老；病属虚者，其舌必浮胖而兼娇嫩。如此分别，则为虚为实，是假是真，虽未参证切脉，而一目先了然矣！

2. 验舌分阴阳法

虚实即分，补泻固有实见。然虚实各有阴阳，而阴阳迭为虚实，则于虚实分阴阳，临证者又不可混也，而分之不得其法，则有以阴盛为阳盛，阳虚为阴虚，而不能无误者。且有证本阳虚，而《内经》训曰阴虚，令人错解，贻害不浅者。如云：阴虚出盗汗，阴言手太阴也，虚言肺气虚也。又云：阴虚发夜热，阴言足太阴也，虚言脾气虚也。同曰阴虚，而其中有手足太阴之分，名曰阴虚，而其实是脾肺气虚之证。无如历代宗师，从未注明其义，误以脾肺气虚，认为肾水不足，而用滋阴降火之剂，朝夕重阴下迫，逼至土困金败，便溏声嘶，置之死地而不悟者，只此两个阴字，拘文牵义，以讹传讹，自古迄今，普天之大，不知日杀凡几，良可痛也。况如此类者，《内经》中未易枚举，总缘阴阳混杂，虚实模糊，但凭脉症，分析难清而。讵知阴虚阳盛者，其舌必干；阳虚阴盛者，其舌必滑；阴虚阳盛而火旺者，其舌必干而燥；阳虚阴盛而火衰者，其舌必滑而湿。如此分别，则为阴为阳，谁实谁虚，显然可见，更何似阴似阳之疑，以致重阴重阳之误，贻人夭殃耶！

二、自创方剂

（一）破格救心汤

组成：附子 30～200 克，干姜 60 克，炙甘草 60 克，高丽参 10～30 克（另煎浓汁对服），山萸净肉 60～120 克，生龙骨粉、生牡蛎粉、活磁石粉各 30 克，麝香 0.5 克（分次冲服）。

煎服方法：病势缓者，加冷水 2000 毫升，文火煮取 1000 毫升，5 次分服，2 小时 1 次，日夜连服 1～2 剂；病势危急者，开水武火急煎，随煎、随喂，或鼻饲给药，24 小时内，不分昼夜频频喂服 1～3 剂。

本方创制思路：本方始创于 20 世纪 60 年代初期，经 40 年临证实践，逐渐定型。

本方脱胎于《伤寒论》四逆汤类方、四逆汤衍生方参附龙牡救逆汤及张锡纯氏来复汤，破格重用附子、山萸肉加麝香而成。方中四逆汤为中医学强心主剂，临床应用 1700 余年，救治心衰，疗效卓著。心衰病人，病情错综复杂，不但阳气衰微，而且阴液内竭，故加人参，成为四逆加人参汤，大补元气，滋阴和阳，益气生津，使本方更臻完善。但用于救治心衰垂危重症仍然生死参半。细究其因，不外两点：第一，历代用伤寒方，剂量过轻，主药附子，仅 10 克左右。考《伤寒论》原方，用生附子 1 枚，按考古已有定论的汉代度量衡折算，附子 1 枚，约合今之 20 克，假定生附子之毒性与药效为制附子之两倍以上，则《伤寒论》原方每剂所用附子相当于现代制附子 40～60 克，而历代用四逆汤仅原方的 1/6～1/10。以这样的轻量，要救生死于顷刻，诚然难矣！其二，之所以不敢重用附子，乃因畏惧附子之毒性。古今本草，已有定论，附子有大毒。但附子为强心主将，其毒性正是其起死回生药效之所在。当心衰垂危，病人全身功能衰竭，五脏六腑表里三焦，已被重重阴寒所困，生死存亡系于一发之际，阳回则生，阳去则死。非破格重用附子纯阳之品的大辛大热之性，不以雷霆万钧之力，不能斩关夺门，破阴回阳，而挽垂绝之生命。1961 年 7 月，当笔者救治一例 60 岁垂死老妇时，患者四肢冰冷，测不到血压，摸不到脉搏，仅心口微温，呼吸心跳未停，遂破格重用附子 150 克于四逆加人参汤中，武火急煎，随煎随喂，1 小时后终于起死回生。按现代药理实验研究，附子武火急煎 1 小时，正是其毒性分解的高峰。由此悟出，对垂死的心衰病人而言，附子的剧毒，正是救命的仙丹。我一生所用附子超过 5 吨之数，经治病人在万例以上，垂死病人有 24 小时用附子 500 克以上者，从无一例中毒。本方中炙甘草一味，更具神奇妙用。《伤寒论》四逆汤原方，炙甘草是生附子的两倍，足证仲景当时充分认识到附子的毒性与解毒的措施，甘草既能解附子的剧毒，蜜炙之后，又具扶正作用（现代药理实验研究，炙甘草有类激素样作用，而无激素之弊）。而在破格重用附子 100 克以上时，炙甘草 60 克已足以监制附子的毒性，不必多虑。经这样的改进之后，重症病人的治愈率已极高。而垂死病人救活率，仅可达十之六七。由于个人学识浅薄，思路狭窄，只见局部，不见整体。但着眼于"心衰"一端，而忽视了垂死病人全身衰竭的全局——五脏六腑阴阳气血的散失。故本方的治愈率停滞在生死参半的水平约 10 年之久。后读近贤张锡纯氏《医学衷中参西录》，张氏为我国近代中西医结合的先驱者。他在书中创立"来复汤"一方（山萸肉 60 克、生龙骨粉、生牡蛎粉各 30 克、生杭芍 18 克、野台参 12 克、炙甘草 6 克）可补四逆汤之不足。其论云："寒温外感诸症，大病瘥后不能自复，（阴阳气血脱失过甚，全身功能衰竭状态）寒热往来，虚汗淋漓（大汗亡阳，气血将脱）……目睛上窜，势危欲脱（脑危象休克先兆）；或喘逆（呼吸衰竭，气脱于上）或怔忡（早搏、心脏纤颤、心跳骤停之先兆）；或气虚不足以息（呼吸衰竭），诸症只见一端，即宜急服。"张氏认为："凡人元气之脱，皆脱在肝。故人虚极者，其肝风必先动，肝风动，即元气欲脱之兆也。"（古人论肝，皆与高级神经活动相关，即现代之脑危象出现前兆，为全身功能衰竭之最后转归）张氏盛赞"山萸肉救脱之功，较人参、白术、黄芪更胜。盖萸肉之性，不独补肝也，凡人身阴阳气血将散者皆能敛之。"故"山萸肉为救脱第一要药"。余师其意，于破格人参四逆汤中重加山萸肉、生龙骨、生牡蛎，更加活磁石、麝香，遂成破格救心汤方。方中，尤以山萸肉一味，"大能收敛元气，固涩滑脱，收涩之中，兼具条畅之性。故又通利九窍，流通血脉，敛正气而不敛邪气"（此点极为重要，为古今诸家本草未曾发现之特殊功效，可适应一切心衰虚中夹瘀的特征。对冠心病尤为重要）。用之，可助附子固守已复之阳，挽五脏气血之脱失。而龙骨、牡蛎二药，为固肾摄精、收敛元气要药；活磁石吸纳上下，维系阴阳；麝香，急救醒神要药，开中有补，对一切脑危象（痰厥昏迷）有斩关夺门、辟秽开窍之功。《中药大辞典》载："现代药理实验研究证实，小量麝香对中枢神经系统，呼吸、循环系统均有兴奋作用。对心衰、呼吸衰竭、血压下降、冠心病心绞痛发作，均有可靠疗效。"

破格救心汤增强了仲景先师四逆汤类方回阳救逆的功效。破格重用附子、山萸肉后，使本方发生质变。麝香、龙骨、牡蛎、磁石的增入，更使本方具备了扶正固脱，活血化瘀，开窍醒脑，复苏高级神经的功能，从而救治呼吸循环衰竭，纠正全身衰竭状态，确有起死回生的神奇功效。

应用经验："本方可挽垂绝之阳，救暴脱之阴。凡内外妇儿各科危重急症，或大吐大泻，或吐衄便血，妇女血崩，或外感寒温，大汗不止，或久病气血耗伤殆尽……导致阴竭阳亡，元气暴脱，心衰休克，生命垂危，一切心源性、中毒性、失血性休克及急症导致循环衰竭，症见冷汗淋漓，四肢冰冷，面色白或萎黄、灰败，唇、舌、指甲青紫，口鼻气冷，喘息抬肩，口开目闭，二便失禁，神识昏迷，气息奄奄，脉象沉微迟弱，一分钟50次以下，或散乱如丝，雀啄屋漏，或脉如潮涌壶沸，数急无伦，每分钟120～240次以上，以及古代医籍所载心、肝、脾、肺、肾五脏绝症和七怪绝脉等必死之症、现代医学放弃抢救的垂死病人……凡心跳未停，一息尚存者，急投本方，1小时起死回生，3小时脱离险境，一昼夜转危为安。"（《李可经验专辑》）

参考病案：

1.肺心病心衰、呼吸衰竭合并脑危象

闫某，男，60岁。1995年3月24日凌晨4时病危邀诊。诊见患者昏迷不醒，吸氧。面如死灰，唇、指、舌青紫，头汗如油，痰声漉漉，口鼻气冷，手冷过肘，足冷过膝，双下肢烂肿如泥，二便失禁，测不到血压，气息奄奄。询知患阻塞性肺气肿、肺心病代偿期达10年。本次发病1周，县医院抢救6日，病危出院，准备后事。昨夜子时，突然暴喘痰壅，昏迷不醒。县医院内科诊为"肺心病心衰，呼吸衰竭合并脑危象"，已属弥留之际。切脉散乱如雀啄屋漏，移时一动。前人谓，凡病情危重，寸口脉难凭，乃按其下三部趺阳、太溪、太冲三脉，尚属细弱可辨。此症子时濒危未死，子时后阴极阳生，已有一线生机。至凌晨4时，十二经营卫运行肺经当令，本经自旺。病情既未恶化，便是生机未绝。遂投破格救心汤大剂，以挽垂绝之阳而固脱，加三生饮豁痰，麝香辟秽开窍醒脑而救呼吸衰竭。

附子150克，干姜、炙甘草各60克，高丽参30克（另炖浓汁对服），生半夏30克，生胆南星、菖蒲各10克，净山萸肉120克，生龙骨粉、生牡蛎粉、活磁石粉各30克，麝香0.5克（分冲），鲜生姜30克，大枣10枚，姜汁1小盅（兑入）。病情危急，上药加开水1.5公斤，武火急煎，随煎随灌，不分昼夜，频频喂服。

3 月 25 日二诊：得悉于患者一夜内服完上方 1 剂。子时过后汗敛喘定，厥冷退至肘膝以下，手足仍冰冷。面色由灰败转为萎黄，唇、指、舌青紫少退，痰鸣大减。呼之可睁眼，神识仍未清。六脉迟细弱代，48 次 / 分，已无雀啄、屋漏之象，回生有望。嘱原方附子加足 200 克，余药不变，日夜连服 3 剂。

3 月 26 日三诊：患者已醒，唯气息微弱，声如蚊蚋，四肢回温，可以平卧，知饥索食。脉沉迟细，58 次 / 分，已无代象。多年来喉间痰鸣消失。其妻告知，昨夜尿湿大半张床褥，腿已不肿，正是大剂量附子破阴回阳之效。真阳一旺，阴霾自消。病已脱险，元气未复，续给原方 3 剂，去生半夏、生胆南星、菖蒲、麝香，附子减为 150 克，加肾四味（枸杞子、菟丝子、盐补骨脂、仙灵脾）及核桃肉各 30 克温养肝肾精气以固脱。每日 1 剂，煎分 3 次服。

3 月 30 日四诊：诸症均退，食纳渐佳，已能拄杖散步。计前后四诊，历时 5 天，共用附子 1.1 千克，山萸肉 0.75 千克，九死一生垂危大症，终于得救。(《李可经验专辑》)

2. 暴崩脱症

王某，女，42 岁。1973 年 9 月 10 日中午突然暴崩濒危，出血一大盆，气息奄奄，四肢厥冷，六脉俱无。医生注射止血强心针剂无效，现仍出血不止，被褥狼藉。本拟送医院抢救，少动则出血更甚。因拟一方，从血脱亡阳立法，以破格救心汤合当归补血汤为治：山萸肉 120 克，附子 100 克，姜炭 50 克，炙甘草 60 克，煅龙骨、煅牡蛎、红参各 30 克（捣末同煎），生黄芪 60 克，当归 30 克，本人头发制炭 6 克（冲），2 时 50 分边煎边灌，边以大艾炷灸神阙。

3 时 30 分血止，厥回脉渐出，黄昏时开口说话，夜 1 时索食藕粉、蛋糕，脱险。后以大剂补血汤加红参、山萸肉、龙眼肉、肾四味、龟鹿二胶，连服 7 剂始能起床，以红参、五灵脂、三七、琥珀、紫河车、乌贼骨、茜草炭、肾四味，制粉服 40 日始康复。(《李可经验专辑》)

（二）培元固本散

组成：紫河车1～2个，鹿茸30～50克，红参50～100克，五灵脂30～50克，三七50～100克，琥珀30～50克，共为细末。

服用方法：小量缓补，每服1～1.5克，日2～3次，一周后渐加至每服3克，日2次于饭前服为好，切忌贪图速效而用大量。

方解：肾为先天之本，久病必损及于肾，则生命根基动摇。万病不治，求之于肾，本固则枝荣，此即本方"培元固本"之义。本方以血肉有情之品，峻补先天肾气，健脾养胃，补中有通，活血化瘀，流通气血，有推陈致新之功。从而改善体质，促进生长发育，健脑益智，延缓衰老，却病延年。

功用：本方补中有通，活血化瘀，流通气血，有推陈致新之功。最早出现的效验为增进食欲，促进消化吸收，从而增强整体功能，使各种症状逐日减轻。随证加味，用治一切久损不复之大虚证，先天不足，衰老退化，免疫缺陷，及虚中夹瘀、夹痰、夹积等症。

培元固本散有补肾健脾，强脑，益智，活血化瘀，推陈致新，改善体质，延缓衰老，却病延年之效。用治百余例冠心病、肺心病、哮喘皆治愈。(《李可经验专辑》)

应用要点：

1. 小儿疳积

小儿发育不良，骨软行迟，齿迟，食少便溏，消瘦潮热，臀无肉，肚大筋青，毛发枯焦，面色萎黄或苍白，已成小儿疳症者，先以补中益气汤加生龙骨、生牡蛎、乌梅、山萸肉、焦三仙，服至潮热退净，能食易饥时服增损培元固本散1剂可愈。方如下：全胎盘（含脐带）1具，鹿茸混片、蛋壳粉、鸡内金、红参、三七、炒二芽，制粉，每服

1克，每日3次，少许红白糖水调服。

此法治愈小儿疳积重症200余例，轻症千余例。并治愈小儿大脑发育不全1例。患儿，女，2岁，以日夜抽搐不停、痴呆、流涎为主症，方如下：全胎盘、黄毛茸正头、蛋壳粉、羚羊角尖、全蝎尾、蜈蚣、熊胆、朱砂、麝香、琥珀各5克，此方服1周，抽搐停止，去羚羊角、熊胆、朱砂、麝香，加三七、白人参，服半年，诸症均愈。9岁上学，智力中等偏下，追访至结婚生育，余无异常。脑为髓海，补肾即是健脑，本方有添精益髓之功，对各类脑系疾患、老年性退化性脑萎缩导致之痴呆，服药百日以上，即见明显改善。

2. 肺系咳喘

痼疾久治不愈，直至发展为肺心病之各阶段，经对症调理病情稳定后，接服加味培元固本散，补肾气以强五脏：全胎盘1具，坎气（脐带）100克，茸片（中上段）、高丽参、五灵脂各50克，三七、血琥珀、冬虫夏草、川尖贝、真沉香各30克，人工灵芝孢子粉100克，蛤蚧6对。上药共研细粉，第1阶段，日服3次，每次1.5克，热黄酒或温开水调服，用药30天食纳大增，可使体质增强，不再罹患感冒。第2阶段，日服2次，每次3克，用药70天，可获临床治愈。

肺间质纤维化患者，可以不喘不咳，不必吸氧，体质增强，提高生存质量。有条件者本方可长期服用1年以上，以期逆转实质病变。遵春夏养阳之理，可于每年夏至直到末伏终了，服药2个月左右，连续3年，除肺间质纤维化外，经治其他患者300例以上，追访5年以上，疗效巩固。大部分患者，不仅治愈了咳喘痼疾，而且白发变黑，牙齿不再脱落，已浮动的也渐渐稳固，面部皱纹消失，性功能恢复，抗衰老作用明显。

3. 各型肺结核

以补土生金法（补中益气汤，生黄芪60克，加生龙骨粉、生牡蛎粉、山萸肉、乌梅，切忌用清热养阴退蒸诸法，若损伤脾胃之阳，必致便溏食少，肺之化源先绝，为害甚烈）治疗半月，潮热退净后服下

第三章　方剂应用

145

方，可使浸润型于 40 日左右钙化，空洞型 60 日愈合，体质改变，终身不犯。基础方重用胎盘 2 具，坎脐 100 克，加龟鹿二胶、冬虫夏草各 50 克，蛤蚧 6 对，咯血者加白及、川贝、煅龙骨、煅牡蛎各 50 克，上药制 10 克蜜丸以增强润肺功效，日服 3 次，每次 1 丸。

4. 风湿性心脏病，心肌及瓣膜受损

全胎盘 2 具，三七、红参、五灵脂、灵芝孢子粉、琥珀、炮甲珠、鹿茸片各 100 克，藏红花、清全蝎各 30 克，大蜈蚣 100 条，喘重加冬虫夏草、蛤蚧、沉香粉。心衰明显，水肿重者，先服破格救心汤合真武汤、五苓散半月，每剂加生黄芪 60 克，服法同肺心病；每日另加生黄芪 60 克，煎浓汁送服散剂。黄芪益气运血，化腐生肌，可促进心肌细胞新陈代谢，对先天性心脏病、瓣膜缺损亦有效。服药百日，可使主要自觉症状消失，恢复劳动工作能力。长期服用本方，有望根治。

5. 各期冠心病

大三七、红参、五灵脂、血琥珀、灵芝孢子粉各 100 克，全胎盘 2 具，茸片、炮甲珠、血竭、生水蛭、藏红花、清全蝎各 50 克，蜈蚣 100 条。服法同风心病，服药半月，可使心绞痛不再发，服药百日，基本康复。治冠心病百例以上均愈。其中一例心肌下壁梗死患者，服培元固本散（约百日）后经多次 CT 复查，无异常发现，说明培元固本散有活血化瘀、推陈致新、修复重要脏器创伤的殊效。"

6. 脑梗死后遗症

三七、血琥珀、红参、五灵脂、土鳖虫、水蛭、清全蝎、大蜈蚣、血竭，共为末，以黄芪 60 克，煎浓汁送服，每服 3 克，2 次／日，弛缓性瘫痪加服制马钱子粉，于睡前温开水送下 0.6 克，服药 7 日，停 3 日，以防蓄积中毒。气虚甚者服补阳还五汤 10 剂。合并高血压、高血脂者，加川贝、首乌、生山楂肉、羚羊角尖、天麻、僵蚕。

7. 肝硬化

予本方加土鳖虫、生水蛭、清全蝎、大蜈蚣各 100 克，服完痊愈。追访至 80 高龄，甚健壮。此法经治重症肝硬化，有案可查者 17 例，均愈。

陈某，女，60岁。患肝硬化 7 年，重度腹水，肚大如瓮，青筋外露，畏寒不渴，下肢烂肿，胸背四肢布满蜘蛛痣，面黧黑，肌肤甲错，便燥如羊粪球，三五日一行。左天枢压痛甚著，脉沉弦，舌淡齿痕，舌尖、舌左边瘀斑成片。予真武加红参、五灵脂、麻黄各 10 克，大黄䗪虫丸 2 丸（包煎），温通之。一服得汗，小便日夜 2000 毫升以上，下瘀泥样黑便，日二行，稍见气怯。原方去麻黄，又服 10 剂，腹水消尽。因予本方加土鳖虫、生水蛭、清全蝎、大蜈蚣 100 克，服完痊愈。追访至 80 岁高龄，甚健壮。此法经治重症肝硬化，有案可查者 17 例，均愈。

8. 胃溃疡

服下方经治百例以上均愈。鱼鳔（蛤粉炒成珠，去蛤粉）、大贝、乌贼粉、煅牡蛎、人工灵芝、三七、琥珀、凤凰衣、红参、五灵脂。一般服药 40 日可根治。肾虚者加茸片，消化迟滞加鸡内金，慢性出血加血竭，痛甚者加醋元胡。

9. 子宫肌瘤、卵巢囊肿二症

共经治 70 余例，均于 2 个月内治愈，其中瘤体最大者 15cm。方如下：大三七、血琥珀、红参、五灵脂、土鳖虫、生水蛭、清全蝎、大蜈蚣、川尖贝、丹皮、桃仁、桂枝、茯苓。上药以夏枯草、漂海藻、甘草各 500 克，熬膏，加炼蜜为丸 15 克，日服 3 次，每次 1 丸，肾虚畏寒著者，加油桂。

10. 老年性白内障

茸片、胎盘、三七、琥珀、川贝、夜明砂、沙苑子、乌贼骨粉、红参、五灵脂、珍珠粉，上药以夏枯草、漂海藻、甘草各 500 克，熬膏，加炼蜜为丸 10 克，日服 3 次，每次 1 丸。其中之琥珀、乌贼、珍珠、夜明砂，最善退翳明目；川贝、夏枯草、海藻、甘草，软坚散结清肝明目。老年肾虚，以茸片、胎盘、沙苑子，峻补先天，经治 10 余例，重者均于 2 个月左右视力恢复。轻症服平补肝肾明目退翳汤半月左右即愈。

此外，本方对各种老年性退化性疾患，各种骨质增生症，前列腺肥大症，慢性出血性疾病，再生障碍性贫血，血小板减少性紫癜，白细胞减少症，各种原因导致之肌萎缩，男女不孕症等衰老退化性病变皆有卓效。

老年性痴呆：脑为髓海，补肾即是健脑，本方有填精益髓之功，对各类脑系疾患、老年性退化性脑萎缩导致之痴呆，服药百日以上，即见明显改善。（《李可经验专辑》）

148

（三）攻癌夺命汤

组成：漂海藻、生甘草、木鳖子、醋鳖甲、白花蛇舌草、夏枯草、蚤休、海蛤壳、黄药子、生半夏、鲜生姜、元参、牡蛎各 30 克，大贝15 克，山慈菇、山豆根各 10 克，全蝎 12 只、蜈蚣 4 条、明雄黄 1 克（研粉吞服）。

方解：本方脱胎于兰州已故名医董静庵先生之验方"海藻甘草汤"，原方主治瘰疬，由海藻、甘草各 10.5 克，全蝎 12 只、蜈蚣 1 条组成，水煎服。李可师董氏意，加量 3 倍，虫类药研粉吞服，以加强药效。另加鳖甲、消瘰丸（元参、牡蛎、大贝）、夏枯草、生半夏、鲜生姜，加强养阴化痰，攻坚散结之力。

1961 年后加木鳖子、白花蛇舌草、蚤休、黄药子、山豆根、明雄黄，基本定型。经临床运用 40 年，用治多种恶性肿瘤，竟获奇效。

方中海藻为消瘤专药，用时清水漂洗去盐。味咸性寒，入肺脾肾经。归纳各家本草论述，本品咸能软坚化痰，寒能泻热消水（包括癌性渗出物、癌性腹水），主治瘿瘤，瘰疬，积聚，水肿。与甘草同用，相反相激，增强激荡癥积、攻坚化瘤之力。木鳖子，苦微寒，有毒，为消积块破肿毒要药。历代多作外用，内服仅见于乳痈初起，焮赤肿痛。老母之食道癌，3 年服药千余剂，每剂用量 30 克，未见中毒。生半夏为消痰核、化瘤散结要药，可止各种剧烈呕吐。仲景方中半夏皆生用，今以等量之鲜生姜制其毒，加强止呕功效，更无中毒之虞。白花蛇舌草、蚤休为治毒蛇咬伤要药，专治恶毒疔疮，善解血分诸毒。山慈菇、山豆根、黄药子皆近代筛选之抗癌要药。海蛤壳、海浮石最善化痰软坚，清热泻火，养阴利水，为治瘿瘤、积聚要药。夏枯草，苦辛寒，入肝胆经，清肝散结，主治瘰疬，瘿瘤，癥积，乳癌，宫颈癌之崩漏下血，肺结核大咯血，兼有补益血脉功用。鳖甲为历代用治癥瘕痞块要药，与消瘰丸相合，大大增强了养阴化痰、软坚破积之力。明雄黄可杀灭多种病毒、细菌，为历代辟秽防疫解毒要药，为古方犀黄丸、醒消丸要药，对癌毒扩散深入血分、血液中毒，有清除之效。

综上所述，本方以海藻、甘草相反相激，木鳖子、生半夏、雄黄以毒攻毒，合大队攻瘤破坚，清热解毒，化痰散结之品为君；以鳖甲、消瘰丸养阴扶正为臣；以活血化瘀虫类搜剔引入血络为佐使，直捣病巢，力专效宏。用治多种恶性肿瘤，有一举扫灭癌毒凶焰、夺回患者生命之效。全身中毒症状严重者，加大黄 30 克，扫荡血毒。胃癌之呕吐，多兼见大便燥结，此为痰毒结于中下，阻塞胃气通降道路，本方加赭石之质重下行，莱菔子之升降气机（凡用莱菔子生炒各半，生升熟降，服后多见上则频频打嗝，下则腹中雷鸣，频转矢气，此即气机旋转、激荡之明证，故古人谓其去痰有推墙倒壁之功），开结通便，便通则胃气下行，呕吐自止。

功用：攻坚散结，养阴化痰，通络止痛；对辨证属于痰核、痰毒，痰瘀互结，热毒炽盛，毒入血分，全身中毒症状严重之多种恶性肿瘤，稍加化裁，即可泛应曲当，尤对头颈部、淋巴系统、消化道癌肿有殊效。

应用经验：晚期病人，大多邪实正虚，运用本方，当调整攻补比例。癌毒炽盛，危及生命，攻邪为先；奄奄一息，无实可攻，但扶其正。攻与补皆为调动人体自身抗癌潜能，攻法运用得当，可以扫荡癌毒凶焰，拨乱反正，邪去则正安。补法运用得当，可以增强人体免疫力，养正积自消。攻邪勿伤正，本方大队苦寒之品，脾胃怯弱者，可小其剂，并以上肉桂温热灵动之品反佐之，以保护脾胃为第一要义。有胃气则生，胃气一伤，百药难施。久病伤肾，加肾四味鼓舞肾气，立见转机。肾为先天之本，生命之根，万病不治，求之于肾。邪与正，一胜则一负。治癌是持久战，正胜邪却，暂时的缓解，瘤体的消失，不等于癌毒的彻底消灭。一旦人体正气有亏，癌毒又成燎原之势。"炉烟虽息，灰中有火"，故除恶务尽，不使死灰复燃。

本方曾治愈甲状腺腺瘤 24 例，甲状腺瘤左锁骨上凹淋巴结肿大疑恶变 5 例，缺碘性甲状腺肿 12 例，颈淋巴结核 4 例，泛发性脂肪瘤 5 例，脑瘤术后复发 1 例。多数在半月内痊愈，无复发。

全身中毒严重者，加大黄 30 克，扫荡血毒。全方苦寒，可用肉桂反佐，保护脾胃为要。

案例：胃小弯癌

陈春发，男，60 岁，西安市大雁塔区农民。经西安医学院二院病检，确诊为胃小弯癌（4cm×4cm），已办住院。自知年迈患癌，生死难卜，故术前专程来与胞姐见最后一面，顺便请我诊治。询知食入即吐，痰涎如涌。便燥，三五日一行，下结如羊粪球，落地有声。面色灰滞，消瘦，病未及 3 个月，体重下降 15 公斤。然神识清朗，同桌进餐，食欲颇佳。声若洪钟，喜笑言谈，颇饶风趣。我接触癌症病人可谓多矣，似此类性格者却百不见一。胸怀豁达，便易措手。诊脉弦滑，舌红，中有黄厚腻苔，边尖有瘀斑。问知患者嗜食肥甘，嗜酒如命，此必湿热酿痰，阻塞气机，日久化毒，积为有形癥积，所幸正气未衰，可以用攻。毕竟高龄，佐以扶正。

赭石末 50 克，漂海藻、生甘草、元参、牡蛎、醋鳖甲、木鳖子、黄药子、生半夏、鲜生姜、白花蛇舌草、夏枯草、莱菔子各 30 克（生炒各半），旋覆花（包）、醋柴胡、山慈菇各 15 克，红参（另炖）、五灵脂各 10 克，全蝎 12 只、蜈蚣 4 条、紫硇砂 3 克、明雄黄 0.3 克（研末冲服），煎取浓汁 400 毫升，兑入蜂蜜 100 克、姜汁 10 毫升煎 3

沸，日分 2 次服，30 剂。另，隔日冲服儿茶 2 克。

上方服至 5 剂后，大便通畅，进食不吐，已与平日无异。自备槐耳，每日煎汤代茶。调养月余，在地区医院镜检，瘤体消失，食纳如常，体重恢复，已返家乡照常参加农事劳作。

攻癌夺命汤之多种变方，对辨证属于痰核、痰毒、痰瘀互结、热毒炽盛、毒入血分、全身中毒症状严重之多种恶性肿瘤，稍加化裁，即可泛应曲当，收到满意的疗效，尤对头颈部、淋巴系统、消化道癌肿有殊效。（《李可经验专辑》）

加减应用：

组成：漂海藻、生甘草各 15 克，柴胡、白芥子各 10 克（炒研），夏枯草、牡蛎粉、炒王不留行、丹参、木鳖子各 30 克，桃仁、红花、泽兰叶、六路通各 10 克，全蝎 12 只、蜈蚣 2 条（上二味研末冲服），鲜生姜 5 片，大枣 6 枚。

方解：方中海藻、甘草等分，相反相激；以全蝎、蜈蚣、水蛭、炮甲珠入络搜剔，直达病所；夏枯草、牡蛎粉、王不留行散结软坚；白芥子去皮里膜外之痰，木鳖子甘温微苦有小毒，为消肿散结祛毒要药。以柴胡引入肝经，疏解气郁，诸活血药化瘀消积。诸药相合，气通、血活、痰消，其症自愈。

若属阴寒凝聚者，加肉桂、细辛；坚积难消者加生水蛭 3 克，炮甲珠 6 克研末冲服。

应用经验：上方通治一切痈肿、疮毒、瘰疬、痔疮。可治气滞、血瘀、痰凝所致之全身各部肿物，包括颈部淋巴结核、甲状腺囊腺瘤、乳腺增生、包块型腺膜炎、风湿性结节、脂肪瘤（痰核）。多数 7 剂即消，瘤疾 20 剂可愈。余用此药 40 余年，未见有中毒者。

案例：耿某，女，18 岁。乳腺囊性增生症，右乳下方于 3 月前发现有一包块，约杏子大，逐渐长至鸡蛋大，表面光滑，边界清楚，可活动，无黏连。妇科诊为乳腺增生，请中医治疗：见症如上，个性愚拙，不苟言笑，爱生闷气。3 个月前正值经行暴受气恼，遂致经断。

不久即觉左乳窜痛、憋胀，胁肋不舒，痰多，渐渐长块，曾服逍遥丸6盒无效。脉沉滑有力，苔白腻。证属气滞血瘀，痰气交阻。予疏肝化瘀，软坚散结法：漂海藻、生甘草各15克，柴胡、白芥子各10克（炒研），夏枯草、牡蛎粉、炒王不留行、丹参、木鳖子各30克，桃仁、红花、泽兰叶、六路通各10克，全蝎12只，蜈蚣2条研末冲服，鲜生姜5片，大枣6枚，7剂。

二诊：上方服后乳部有虫行感，服至第4剂时经通，下黑血块甚多。经期又服3剂，经净块消。(《李可经验专辑》)

152

（四）加味开道散

开道散1号

主治：食道癌、贲门癌，重度梗阻。

火硝50克，紫硇砂、明雄黄（另研兑入）、枯白矾、煅礞石、乌梅肉（醋浸一夜，取肉烘干）各30克，真沉香15克，儿茶、柿霜粉各50克，冰片10克。

研极细粉，1克，生蜜调，含化。重症半小时1次，每日6次。缓解后3小时1次，每日3次，连服7日后停药。

开道散2号

1号加守宫、川尖贝、鱼鳔、止痉散各100克，20头三七，制马钱子、干蟾皮各50克

3克，3/日，蜜调缓咽，吞咽无碍后减为每日2次。

上二方为斩关夺门之剂。腐蚀力极强，服后呕吐大量黏涎，半月内可使癌组织破溃，坏死脱落，或呕吐或泻而出。连服12日后，口腔脱皮、灼痛，生死关头坚持服药。方中虽有柿霜、儿茶、枯矾之化腐生肌敛疮之品，仍难免有内出血之险。故需密切观察，一见血脱气陷之苗头，速服来复汤，或大破格干姜炒黑救之。

功用：散结软坚；主治食道癌饮食难下。

案例:"文革"后期,余被诬入狱,老母时年六旬,悲伤抑郁,于1970 年 3 月患食道中段癌,9 月卧床,10 月并发梗阻,赴省三院求治,接受放疗 37 天。余往探视,病势危重,水米不入已 5 天,以输液维持生命。放疗科主任面告,病已晚期,血红蛋白 6g,体重 37.5kg,一身大肉尽脱,已无挽救希望,嘱速准备后事。于是先处以加味开道散一料,连续 5 天含化,每次均呕出痰涎甚多。因胸背疼痛,每日午时以梅花针叩刺胸背疼痛部位,以及相应之华佗夹脊穴。重叩出血后,以走马火罐吸拔瘀血,意图使血流畅通。第 5 日下午,可饮少许蜜水下咽。且因硇砂、火硝之腐蚀,舌体及口腔脱皮灼痛。乃每日减为含药6 次,未敢间断。如此针药并施至第 15 日,试服牛奶 1 小杯,顺利服下,攻克了梗阻关。后经服药病情缓解,带癌生存 10 多年。(《李可经验专辑》)

(五)黄芪保肺膏

组成:生黄芪 500 克,猫爪草 250 克,百合、百部、白茅根、生山药、山萸肉各 200 克,野党参、熟地黄、生地黄、天冬、麦冬、鸡内金、杏仁、茯苓、沙参、玉竹、煅龙骨、煅牡蛎、功劳叶、三七粉(另入)各 100 克,紫菀、五味子、甘草、川贝粉(另入)各 70 克,龟甲胶、鹿角胶、阿胶(另化)各 50 克,油桂粉(另入)10 克,冰糖 1500 克,梨 2500 克(榨汁兑入),姜汁 100 克(兑入)。虚甚者,加高丽参另煎浓汁 100 克(兑入),咯血重者加白及粉 100 克,空洞形成者加全河车粉 1 具(兑入)、冬虫夏草研粉 50 克(兑入)。

本膏方以黄芪鳖甲散去鳖甲,合百合固金汤化裁加减而成。重用生黄芪为君,甘温益气而退虚热,合山萸肉、煅龙骨、煅牡蛎之敛固元气,止盗汗,定喘息,退骨蒸;以肉桂之辛甘大热,补脾肾真火,引浮越之假热归肾,更加姜汁暖脾胃,二药合力,监制大队养阴药之寒凉腻膈,养肺阴而不伤脾阳。复以鸡内金之助运化,健脾胃,共奏补土生金之效。猫爪草、百部为肺痨专药，功劳叶凉润强壮协生黄芪退蒸。又以血肉有情之三胶、紫河车阴阳并补，上下四旁皆受益，肺痨自愈。

制法：以多个容器分装，宽水浸泡一夜，文火煎取浓汁3次，混匀，浓缩至多半脸盆，粉剂以药汁调稀糊状溶入，勿使凝结成块，入梨汁、姜汁，煎沸3分钟；冰糖另熬至滴水成珠时合三胶汁混匀微煮收膏，装瓶密封，埋入2尺深土中7昼夜。服时振摇均匀，加温，日服3次，每次10毫升。

应用经验：本膏方通治各期肺结核，经治约百人，皆平稳向愈。肺结核是一种慢性消耗性疾病，难求捷效。膏剂服用很方便，病人乐于接受，见效亦快。本病虽在肺，但上下四旁皆受波及。尤以久病气血耗伤过甚，损及脾肾元气，则根本动摇，危及生命。历来治劳瘵，多从阴虚火旺立论，甘寒养阴润肺，已成定法。即使百合固金汤这样四平八稳的方子，脾阳虚者连服5剂以上，胃口即倒，大便即稀，生机渐萎。此犹为害之浅者，等而下之，则苦寒泻火，清热退蒸，直至胃气颓败。母气一伤，肺之化源先竭，离生愈远，十难救一。（《李可经验专辑》）

（六）攻毒承气汤

在自学中医的第6年，终于研制出破格救心汤、攻毒承气汤，救治各类型心衰危症及多种危重急腹症，竟获成功。（《李可经验专辑》）

组成：金银花90～240克，生大黄10～45克（酒浸一刻取汁入药），丹皮15克，桃仁泥15克，冬瓜仁60克，芒硝10～30克（另包分冲），芙蓉叶30克，生槟榔30克，生薏苡仁30～45克，皂角刺、炮甲珠各10克，广木香、沉香（磨汁兑入）各3克。

本方"即《金匮要略》大黄牡丹皮汤加味而成之攻毒承气汤，方中破格重用疮毒圣药金银花，善治一切大小痈疽、肿毒恶疮；消肿排脓止痛之芙蓉叶；更加薏苡仁、冬瓜仁及透脓散（甲珠、皂角刺），清热解毒排脓。并以广木香、沉香磨汁兑入，行气消胀、利水消肿之槟榔"。

应用经验：施用于多例危重急腹症、急性胰腺炎、重症肺脓疡、可疑肝痈、外科创伤毒血症，"余一生治愈此等急险重症却不计其数，且全部成功，无一例失败……由于本方是从农村配药困难的角度出发，从1剂药在20小时内解决一个大症为出发点，故用量过大。90%以上病人，不待一剂药服完已基本痊愈。"

治疗肠梗阻，本方"配硝菔汤以破滞气，腑实一解，毒随便泄，沉疴立愈"。

治疗急性胰腺炎，本方"与大柴胡汤合方，重用柴胡125克，加金铃子散（冲服），可于40分钟之内，阻断病势，使急性胰腺炎痛止、肿消，血象基本复常，有效挽救患者生命"。

参考病案：

1. 阑尾脓肿合并肠梗阻

任某，女，48岁。其子邀诊，乃一路急行，午前抵村。诊见患者取右侧位卧于炕上，痛苦呻吟，频频呕吐秽臭黏涎并夹有粪便，豆粒大之汗珠从头部淋漓滴下。右腿弯曲不敢稍伸。阑尾部有包块隆起约馒头大，外观红肿，痛不可近；扪之灼热，有波浪感。腹胀如瓮，阵阵绞痛，已3日不便，亦不能矢气，小便赤热刺痛。高热寒战，叩齿咯咯有声。腋下体温39.5℃。口气秽臭，舌黑起刺、干涩。仅从外观，已可断为肠痈脓成，热毒壅闭三焦、阳明腑实之关格大症。乃建议护送县医院手术治疗，但患者畏惧开刀，宁死不去。全家又苦苦哀求，设法抢救。乃电话授方，嘱人送药上山：

（1）生白萝卜2.5千克，元明粉120克，上药加水5000毫升，置饭锅内同煎，分3次入萝卜，待煮熟一批，捞出再换一批，得汁浓缩至 500 毫升，备用。

（2）金银花 240 克，连翘、生薏苡仁、赤芍、桃仁泥、厚朴、生槟榔、芙蓉叶、芦根各 30 克，冬瓜仁 60 克，生大黄 45（酒浸一刻取汁入药），丹皮、枳实各 15 克，皂角刺、炮甲珠、白芷、甘草各 10 克，广木香、沉香各 3 克（磨汁兑入）。加水过药 2 寸，加白酒 100 毫升，浸泡 40 分钟，加速药物分解，然后以武火急煎 10 分钟，取汁混匀得 1000 毫升，与方一混合，每隔 2 小时服 300 毫升，连续服用，以通为度。

（3）先予舌下金津、玉液、尺泽（双）、委中（双）刺泄黑血；阑尾、足三里、内关提插捻转泻法，强刺留针。待药取回，呕吐已止，绞痛减轻。下午 6 时，顺利服下 300 毫升。2 小时后腹中绞痛，上下翻滚，腹中阵阵雷鸣，频频打嗝矢气。幸得三焦气机升降已复，乃一鼓作气，再进 500 毫升，患者欲便，取针后仍未便下，但痛胀已大为松缓。于夜 11 时又进 300 毫升，至夜半 2 时，便下黑如污泥，极臭，夹有硬结成条、块状粪便及脓血状物一大便盆。随即索食细面条 1 碗（已 2 日未进食），安然入睡。余在患者家守护一夜，次晨诊之，阑尾部之包块已消，仍有压痛。舌上黑苔退净，六脉和缓从容，体温 37℃。予《辨证奇闻》清肠饮，倍薏苡仁加芙蓉叶、甲珠、皂角刺以清余邪：金银花 90 克，当归 50 克，地榆、麦冬、元参、生薏苡仁、芙蓉叶各 30 克，黄芩、甲珠、皂角刺、甘草各 10 克，3 剂而愈。

2. 急性子宫内膜炎

郭某，女，31 岁，急诊。患者于经净次日去公共澡堂洗澡，当晚即感少腹胀痛如针刺，黄带秽臭、灼热，腰痛，夜半时开始寒战高热如疟，体温 39.5℃，自服镇痛片、四环素 6 片后得汗，入睡。今晨起床后头痛呕吐，体温回升至 39.7℃。医院注射青霉素 80 万单位 10 支，安乃近 2 支，又得缓解。12 时起头痛，喷射状呕吐，高热达 40℃。黄臭带增多，夹有血水，少腹绞痛不可近，神识昏迷，牙关紧闭，时时抽搐。脉滑数搏指，苔黄厚腻，口中恶臭。医院诊为急性子宫内膜炎，盆腔脓肿，已发展为脓毒败血症。症情险重，建议迅速送县医院抢救，患者之夫坚持中药治疗。乃先以三棱针重刺十宣出血，双尺泽抽取黑血10毫升，针泻素髎、合谷，患者全身透汗，苏醒，呕吐亦止。症由经后洗澡，秽浊不洁之物侵入前阴，湿热化毒，结于胞宫血室，热极动风，上犯神明。拟攻毒承气汤扫荡热毒，以刹病势而挽危急：金银花240克，芙蓉叶、连翘、生大黄、柴胡、生薏苡仁各30克，苍术、黄柏、蚤休、丹皮、紫草、桃仁各15克，冬瓜仁60克，漏芦12克，炮甲珠、甘草、车前子各10克（包），川楝子30克，醋元胡6克（研粉冲服），芒硝30克（另包），白酒100克，冷水浸泡1小时，急火煎沸10分钟，得汁3000毫升，每服300毫升，2～3小时1次，每次冲化芒硝10克，冲服元胡粉1.5克，得泻2次，去芒硝不用。一鼓作气，不分昼夜，按时连服，以阻断病势。患者于晚7时服药1次，8时许畅泻恶臭便1次，腹痛止。9时继服1次，11时体温降至38.5℃，黄带变稀。夜半2时，体温37℃，患者入睡。余守护观察一夜，至次日天亮，共服药6次，约1剂的2/3，诸症已愈八九，嘱余药弃去不用，改投清肠饮3剂。余于9时返回保健站，患者已能出门送行。患者自开始服药，至基本痊愈历时12小时，药费不足10元。

3. 耳源性脑炎

卫生局王某，患左耳痛10余日，每日打针输液不停，病势日重。上午突然剧烈头痛伴喷射状呕吐，血象：白细胞19.5×10^9/L，中性粒细胞90%。脉沉滑数实，舌红苔黑燥干。口苦，时时欲睡，左耳不断排出脓液，极臭。寒战，高热达39.5℃，二便艰涩，里急后重，小便急痛。内科、五官科云、赵二位大夫拟诊"耳源性脑炎"，请余协治。断为肝胆胃湿热久蕴，上攻于耳，失治酿脓，火毒入血，上攻清窍。表证未罢，里热成实。以拙拟攻毒承气汤增损，急急大剂频进，以阻断病势：金银花90克，连翘30克，柴胡25克，黄芩30克，生半夏30克，木鳖子30克，元参30克，生大黄30克，元明粉20克（冲），车前子15克（包），丹皮、紫草各15克，甘草、白芷、皂角刺各10

克，白酒 100 毫升，冷水浸泡 1 小时，急火煮沸 10 分钟，滤汁，3 小时 1 次，不分昼夜连进 3 剂。

二诊时患者得畅泻，诸症均退，继续调理至痊。(《李可经验专辑》)

(七) 辟秽解毒汤

组成：金银花 60 克，白头翁 30 克，香薷、藿香、佩兰、川连、肉桂、牛蒡子（炒捣）、甘草各 10 克，白芍 30 克，炒扁豆 12 克，菖蒲 12 克，酒大黄 15 克。加冷水 750 毫升，浸泡 1 小时，急火煮沸 10 分钟，滤汁，多次小量频服，中病则止，不必尽剂。

本方重用大队芳香化湿辟秽之品，透邪于外；重用金银花、大黄、白头翁、黄连扫荡于内。且运用一鼓作气、大剂频投、日夜连服之法，使盘踞三焦之病毒，荡涤尽净，多可救人于顷刻。

应用经验：1975 年秋，灵石城关地区曾有（疫毒痢）爆发流行，余当年自创辟秽解毒汤，经城关公社推广运用，经治皆愈，无一例死亡……凡遇此症，即投此方，疗效可靠。轻症 1 剂可愈，重症 2 剂必愈，极少有用 3 剂者。且费用低廉，患者均可承受，似较现代医学方法为优。

案例：田某，男，3 岁。1975 年 8 月 8 日 16 时突然昏厥，高热达 40℃，腹痛哭闹，泻下秽臭脓血，手足抽搐，已昏迷 2 小时。先以三棱针重刺十宣、十二井出血，患儿全身透汗，随即苏醒。验舌黄腻，紫纹直透命关，口中臭气熏人。当时正值中毒性痢疾流行，即疏辟秽解毒汤，患儿晚 20 时服药 1 次，约 10 分钟，汗出，热退，神清，泻下秽臭便 2 次。于当晚零时许约服 1 剂的 2/3，痢止病愈，余药弃去不用。(《李可经验专辑》)

（八）涤痰清脑汤

组成：生石膏200克，丹皮、紫草各15克，大黄、芒硝（冲）、黄芩、黄柏、煅礞石、生铁落、夜交藤各30克，菖蒲、郁金各15克，生地45克，黄连10克，天竺黄、胆南星、甘草各10克，竹沥1瓶（兑入），人工牛黄2克（冲）。

应用经验：主治精神分裂症（狂躁型），"原方有犀角，因价昂，遂以石膏、丹皮、紫草代之亦效。治约40余例，多数在1周内康复，无复发。本型病人，多由五志过极化火，夹痰上攻神明所致，用药寒凉攻泻无所不用其极，愈后当调理脾胃以杜生痰之源，愉悦情怀，以免复发"。（《李可经验专辑》）

案例：杨某，女，20岁，经前突然发狂，打闹怒骂，不避亲疏。目神混浊、呆滞、目赤、舌尖赤、苔黄厚，舌左瘀斑成条，脉沉滑。县医院内科诊为"青年期精神分裂症，狂躁型"，用强力安眠镇静剂无效。从心火亢盛，夹瘀血、痰热上攻，予拙拟涤痰清脑汤加去瘀之品：生石膏200克，丹皮、紫草各15克，大黄、芒硝（冲）、黄芩、黄柏、煅礞石、生铁落、夜交藤各30克，菖蒲、郁金、生桃仁、红花各15克，生地黄45克，黄连10克，天竺黄10克，胆南星10克，甘草10克，竹沥1瓶（兑入），人工牛黄2克（冲），青黛15克（包）。

上方服2剂，经通，下黑血块甚多，神清，打闹止，夜可安睡，又连服7剂，每次泻下胶黏状大便3～4次，恢复学业，追访至参加工作，未犯。

（九）偏正头风散

凡百治不效，抱病终生，难愈之头痛，古代谓之"头风痼疾"。史书记载，三国曹操即因此症，不治而死，或每日定时发作，或交节病作，或经前必犯，或由七情过激触发，发则头痛如破，睛胀头眩，呕吐涎沫，昏蒙思睡，饮食俱废。凡此种种，必是"伏邪"作祟。"伏邪"之因，必是患者正气先虚，外淫六邪袭人，无力鼓邪外透，留而不去。时日既久，由皮毛，经络渐渐深入于脏，湿痰死血筑成巢穴，深伏不出，遂成痼疾。治之之法，当理清"邪之来路，即邪之出路"，因势利导，扶正气，开表闭，引伏邪外透则病愈。

经治各类头痛 3 千例以上，其中病程 10 年以上，历经中西诸法无效者，占 90% 以上……当日见效，7 日痊愈者可占 98%，无一例超过 20 日者。无一例失败，无一例复发……经治各类暴发剧烈痛症 5 千例以上，服本方 4 克，2 次/日，淡茶水加蜜 1 匙调服，半小时内入睡，2 小时睡醒，头痛霍然而愈，继服本方 3 克，2～3 次/日，多数半月即可根治，病情复杂者，加服对症汤剂。勿忘辨证求本，则可攻无不克。

功用：本方有通行十二经表里内外之功，对暴感外淫六邪或外风引动内风，全身各部一切突发性、神经性眩晕、麻木，剧烈痛症，1 小时即可止痛。对风、寒、湿、痰、火瘀多种伏邪，皆有透发之效。但凡痼疾，必是寒热胶结，湿痰死血深伏血络，正可泛应曲当。

药物组成：（红参、五灵脂、制首乌、炒白蒺藜）、制川草乌、生石膏、天麻、川芎、白芷、甘草各 12 克，细辛、荆芥穗、防风、羌活、（辛夷、苍耳子、苍术）、全蝎、（蜈蚣）、僵蚕、地龙、天南星、制白附子、明雄黄（另研兑入）、乳香、没药各 6 克（括号内药品为李可老中医所增）。

本方经 42 年临床应用，未发现任何毒副反应。方中剧毒药川乌、草乌，占全剂的 16.6%，而解毒药甘草、防风、白芷以及反佐监制药石膏则为川乌、草乌之两倍。加之服用时间在饭后、睡前，更以淡茶水送下（茶性苦、甘、凉，最能泻火清头明目，除烦渴，利小便，可制其燥烈），正是本方配伍巧妙处。唯方中之雄黄含砷化物，火煅或粉碎过程中发生高热，则成红砒，误见火即可杀人，故应单味乳钵另研兑入。

服用方法：上药共研细粉，日服 2 次，每次 3 克，加一匙蜂蜜，饭后、睡前淡茶水调服。

方解：本方以人参、天麻、定风丹（首乌、白蒺藜）补元气，生津液，补肝肾，益精血，扶正托邪于外；川乌、草乌大辛大热通行十二经表里内外，破沉寒痼冷，驱逐伏邪外透；川芎、白芷、荆芥、防风、羌活、辛夷、苍耳、苍术，芳香透窍，辛散开表，疏风燥湿，开门逐盗；天麻、胆南星、白附，化痰定风；石膏甘寒清热，监制辛热燥烈诸品；雄黄、苍术，解毒辟秽；乳香、没药，化瘀定痛；诸虫深入血分，搜剔伏匿之邪；白芷一味，号称植物麝香，芳香浓烈，善通诸窍，与川芎之专理头痛者相配，可引诸药上达头部直入脑窍，破其巢穴。诸药相合，对风、寒、湿、痰、火、瘀多种伏邪，皆有透发之效。本方性味燥烈，偏于攻邪，故对热病及脏腑内伤所致头痛则非所宜。

本方重订之后，突破了原方的主治范围，主治下列各症：

（1）久年各类型头痛痼疾，血管性、神经性、眼源性、鼻源性、外伤性脑震荡后遗症、脑瘤之头痛如破及现代一切机理不明之偏正头痛，每日 2 次，每次 3 克，饭后、睡前淡茶水加蜜调服，当日止痛，1 周痊愈。病程 10 年以上者，20 日可获根治，无一例失败，无一例复发。

（2）面神经麻痹，病发 1 周内就诊者，日服 3 次，每次 3 克，早、午、晚饭后 40 分钟，淡茶水调服，10 日痊愈。迁延失治 5 年以上者，以补阳还五汤原方，加肾四味（枸杞子、菟丝子酒泡、补骨脂淡盐水炒、仙灵脾）各 20 克，白芷 10 克，煎汤送服散剂，一月可愈。

（3）多发性神经炎之肢端麻木疼痛，辨证多属气虚失运，兼夹湿痰死血。服用本方，中病即止，不可过剂。后以补阳还五汤加肾四味（枸杞子、菟丝子酒泡、补骨脂淡盐水炒、仙灵脾）各 10～30 克，豨莶草 30 克，白芥子 10 克，炒研，治本，以杜再发。

（4）急性风湿热关节剧烈肿痛，以苍术白虎汤（苍术15克，生薏苡仁45克，黄柏30克，豨莶草50克，饭红豆、生山药、知母、炙甘草各30克，生石膏250克，赤白芍各45克，下肢痛加川牛膝30克，煎汤送服散剂3克，3次/日，蜜水调服，10日内可以痛止肿消。后以豨莶草500克，黄酒拌，九蒸九晒，研粉蜜丸10克重，日服3次，每次1丸，服完即获根治，并可避免演化为风心病。

（5）急慢性风寒湿痹、急性坐骨神经痛、腰椎间盘突出急性期，轻症单服散剂4克，2次/日，饭后睡前淡茶水加蜜1匙调服，当日止痛，10日痊愈。此外，本方与培元固本散（胎盘1具，大三七、血竭、炮甲珠、琥珀、红参、茸片各30克）合方，加九制豨莶草，变散为丸，对类风湿性关节炎有卓效。

（6）中风后遗症之关节变形，肌肉萎缩，瘫废不用，以本方1次3克，3次/日，淡茶水加蜂蜜1匙调服。另备制马钱子粉198克（与本方等量）另包，单服，以准确掌握剂量。每睡前温开水送下0.6克，10日后渐加至0.8克，极量1克。服后以感觉全身肌肉筋骨紧张有力为验，即以此量为准服用。如出现强直性痉挛之苗头，即为过量。无须惊慌，服凉开水1杯即解，然后调整至适量。服药初期，医者应密切观察，以定准有效剂量。服药期间，忌食绿豆及汤。服药10日，停药5日，以防蓄积中毒。对本病之康复，大有助益。此法对癫痫亦有效。

案例：某60岁老妇，晚期溶骨肉瘤，日夜剧痛，服镇痛片30片不能止痛，已卧床1月。从骨病治肾，双补肾之阴阳以治本。主方用熟地黄、附子、川乌、黑豆、骨碎补、核桃肉、肉苁蓉、肾四味、龟甲、鳖甲各30克，地骨皮60克，盐巴戟肉、天冬、麦冬、云苓、狗脊、杜仲、防风、细辛、干姜各15克，炙甘草60克，蜂蜜150克，鲜生姜30克，大枣12枚，加冷水2500毫升，文火煮取600毫升，3次分服，每次冲服本散剂3克，茸粉、炮甲珠各3克，当日痛缓，白天停服镇痛片，3日后痛止起床，可到邻家串门。(《李可经验专辑》)

（十）乌蛇荣皮汤

组成：生地黄（酒浸）、当归各 30 克，桂枝 10 克，赤芍 15 克，川芎、桃仁、红花各 10 克，丹皮、紫草各 15 克，定风丹 60 克，白鲜皮 30 克，乌蛇肉 30 克（蜜丸先吞），炙甘草 10 克，鲜生姜 10 片，枣 10 枚。

方解：方中桃红四物汤合桂枝汤，养血润燥，活血祛瘀，通调营卫。定风丹（首乌、白蒺藜）滋养肝肾，乌须发，定眩晕，养血驱风止痒；丹皮、紫草凉血解毒；白鲜皮苦咸寒，功能清湿热而疗死肌，为风热疮毒、皮肤痒疹特效药。服之可使溃烂、坏死、角化之皮肤，迅速层层脱落而愈，脾胃虚寒者酌加反佐药。本品对湿热黄疸，兼见全身瘙痒者，对症方加入 30 克，一剂即解。乌蛇肉一味，味甘咸，功能祛风、通络、止痉。治皮毛肌肉诸疾，主诸风顽癣、皮肤不仁、风瘙隐疹、疥癣麻风、白癜风、瘰疬恶疮、风湿顽痹、口眼歪斜、半身不遂，实是一切皮肤顽症特效药。诸药相合，可增强体质，旺盛血行，使病变局部气血充盈，肌肤四末得养则病愈。（《李可经验专辑》）

应用经验：本方通调营卫，养血润燥，驱风止痒，活血祛瘀。可用治多种皮肤科顽症。

1. 鹅掌风

苏某，女，22 岁，1977 年 6 月 7 日初诊，右手鹅掌风 4 年零 3 个月。龟裂，痒痛，出血，冬季加重。每月经行 2 次，色黑不畅。正值经前，面部满布红色丘疹，奇痒难忍，脉数苔黄。症由脚癣时时搓痒传染，湿热内蕴，血热而瘀，不荣肌肤。予基本方加黑芥穗、皂角刺各 10 克，入血清透。

1977 年 6 月 17 日二诊：上方服 5 剂，下黑血块屑甚多，面部红疹已退，右掌龟裂愈合，皮损修复，仍感痒痛。久病营卫阻塞，加麻黄 5 克，桔梗 10 克，开表闭以通皮部之气；日久顽疾，加狼毒 3 克攻毒；黄带阴痒，加生薏苡仁30克，黄柏15克，苍术15克，川牛膝30克，蛇床子30克，以清湿热。

7剂后诸症皆愈，追访5年未复发。

田某，25岁，农妇。患鹅掌风5年，手足掌枯厚失荣，燥裂肿胀，流黄水，痒痛难忍，百治不效。面色萎黄不泽，经量仅能淹湿卫生纸少许，月月超期，近半年来二三月始一行。脉细弱，舌淡齿痕。濒临血枯经闭之险，皮肤微恙，已属细枝末节。所幸后天健旺，能食易饥。当从调补五脏气血入手。基本方生地黄易熟地黄，砂仁拌捣以防滋腻害脾；加生黄芪45克，红参10克（另炖），焦白术、茯苓各30克。肺主一身大气，以黄芪运大气，黄芪又主"大风"（一切皮肤顽症的总称）且能化腐生肌敛疮。脾主四肢，以四君健脾运中而灌溉四旁，充养气血以荣四末。7剂，水煎服。

上方服后，诸症均减，效不更方，7剂，水煎服。

三诊时肿消，患处每隔2～3日脱皮一层，龟裂愈合，皮损修复。面色红润，月经复常。肌肤微感痒麻，乃表气未通。加麻黄5克，又服7剂痊愈。追访至31岁，健康如常。

2. 牛皮癣

刘某，女，29岁，农民。1976年春，患全身泛发性牛皮癣两月余，头面颈项、胸背四肢，无一处完好。皮损如老树皮，燥裂出血，瘙痒无度，搔破则流黄水。经西医脱敏、静注钙剂40余日不效，后继发感染，颈部、耳后、鼠蹊部淋巴结均肿大如杏，夜不成寐。追询病史，知其症由产前过食辛辣发物，产后过食鸡、鱼致血燥化风，且产后未服生化汤，舌边尖瘀斑成片，胞宫留瘀，经前腹痛。古谓："治风先治血，血行风自灭。"此症毒郁血分，非彻底透发于外，很难痊愈。乃疏基本方加金银花90克，连翘30克，清热解毒；加皂角刺、牛蒡子、黑芥穗各10克，入血透毒于外。

药后，头面部新发出皮疹几乎满脸，额上结痂。肿大之淋巴结消散。原方又进4剂，不再发。去金银花、连翘又服7剂，凡病处皆脱壳一层而愈。愈后，其皮肤较病前细嫩、红润，黧黑之面色变为白嫩，人皆惊异。

韩某，男，22岁。患牛皮癣两年余，近因搔破感染，外科用抗菌消炎，抗过敏，溴化钙静注1周无效。痒痛夜不能寐，双手背肿胀青紫，血痂累累，右腿内侧上1/3处粗糙溃烂，焮赤肿痛，腹股沟淋巴结肿硬疼痛，举步艰难。心烦口渴，舌红无苔，脉沉滑数。症由嗜酒无度，湿热深伏血分，蕴久化热化毒。

基本方生地黄重用120克清热凉血，加金银花45克，连翘30克，木鳖子15克，僵蚕10克，解毒散结消肿；日久顽疾，加狼毒3克攻毒；以牛蒡子、皂刺、黑芥穗透发血中伏毒；蝉蜕10克，引诸药直达皮部。

上药服5剂诸症均愈。

3. 神经性皮炎

王某，17岁，中学生。因颈两侧、双肘外侧对称性皮损8个月求治。患处皮肤燥裂出血，奇痒难忍，结痂厚如牛皮。头眩，口渴，舌光红无苔，舌中裂纹纵横如沟，脉弦数。患者个性内向，木讷寡言。被老师训斥，情怀抑郁，不久发病。肝郁气滞，五志过极化火灼阴，血燥化风。阴伤颇甚，侧重养阴，少佐疏肝：基本方生地黄重用120克，加女贞子、旱莲草、黑小豆、粉葛根、阿胶各30克（化入），柴胡3克，狼毒1.5克，7剂后诸症均愈。

张某，女，41岁。全身瘙痒18个月，其面颊部、耳垂部、手腕外侧呈对称性皮肤干燥脱屑。病起产后，自汗，汗出当风，则患部肿起脱皮，痒痛如锥刺。唇色紫绛，舌色紫暗，边尖有瘀斑。便燥，三日一行，脉沉涩。证属肺卫失固，血虚内燥夹瘀，复感风毒。基本方当归重用90克，加玉屏风散固护卫表（生黄芪30克，白术20克，防风10克）。

上药连服7剂，服4～5剂时，正值经行，下紫黑血甚多，经净，诸症皆愈。

4. 花斑癣

王某，45 岁。因全身瘙痒来诊，病已 3 年，百治不效。医院诊为花斑癣。其症全身起红色小丘疹，瘙痒无度，搔破后流血水，结痂。双手掌部皮损暗红、枯厚、脱屑。脉滑数，苔黄腻。证由嗜酒无度，内蕴湿热，复感风毒，伏于血络所致。类似《医宗金鉴》在外科中所描述之"血风疮"。法当凉血化瘀，清利湿热。基本方加苦参 30 克，苍术 15 克，以皂角刺、黑芥穗各 10 克，入血透毒。难症痼疾，加肾四味调补先天。上方连服 6 剂，痒止，不再起疹，手部脱壳一层而愈。追访 7 年未发。

5. 白癜风

高某，男，20 岁。病程 6 年，面颊双侧斑驳如花脸，四肢满布斑块，中心苍白，周围红晕，痒感，口渴，舌绛而干，脉沉数。证属血虚内燥化风，肌肤失养。基本方白蒺藜重用 90 克，加沙苑子 30 克，女贞子、旱莲草各 30 克，狼毒 3 克。经治 34 天，服药 31 剂，服至10 剂后，每隔 2～3 日面部即脱皮一层，面目四肢病区已了无痕迹。唯觉腰困如折，原方去狼毒，加青娥丸（盐补骨脂 30 克，核桃肉 5枚）7 剂，补肾固本而愈，追访 3 年未复发。

6. 疣

疣为赘生物，俗名"瘊子"，可出现于全身各部。现代分为传染性疣、扁平疣等，余曾治数十例。以基本方合麻杏苡甘汤：麻黄 10 克，生薏苡仁 45 克，杏仁泥 10 克，白芷 10 克（后下），炮甲珠 5 克（研末冲服），少则 3 剂，多则 7 剂，皆自行脱落而愈。

兹举一例：甄某，女，34 岁。患者左颊部、左手背扁平疣两年多，挑、刺、禁（以丝线扎紧瘊子根部，使之缺血坏死）、涂（鸭胆子）及内服中药数十剂皆无效。日渐增多，面部有黄褐斑，痛经，舌质紫暗，脉涩，黄带。诊断为湿热内蕴，瘀血内阻，营卫阻塞，不荣肌肤四末。予基本方合麻杏苡甘汤加白芷通窍，炮甲珠 6 克（研冲服）。7 剂后瘊子全部自行脱落，黄褐斑亦退净。

7. 过敏性湿疹

白某，女，35岁。患过敏性湿疹52天。初病右头维穴处起红疹，瘙痒极重，搔破后流黄水，浸淫成片。继而背部及少腹起大片风团，搔破后流黄水。日轻夜重，奇痒不能入睡。近1周来继发感染，泛发性脓疱疮布满少腹及背部。腹股沟及耳后淋巴结肿硬剧痛。脉细数，舌尖部有瘀点。经抗菌、抗过敏治疗20日不能控制，湿热化毒深伏血分，拟方清透。基本方加金银花90克，连翘、木鳖子各30克，薏苡仁45克，苍术、黄柏各15克，全蝎12只（研末冲服），蜈蚣2条（研末冲服），土茯苓120克，煎汤代水煎药，3剂，日3夜1服，因剂量大，共服5日，痊愈。大剂量土茯苓对重症湿疹，确有覆杯而愈之效。

8. 黄水疮

温某，女，27岁。后发际、右耳后黄水疮11年，右颈淋巴结肿大如杏核。每年打针服药、外治皆无效。痒痛难忍，搔破则流黄色黏液，所到之处即浸淫成疮。近来由于淋巴肿大，颈项僵硬，转动不灵如"斜颈"。脉沉滑，两关弦劲。积久顽疾，血分必有伏毒。基本方：白鲜皮加至90克，木鳖子30克，狼毒3克，黑芥穗10克，土茯苓120克（煎汤代水煎药），葛根60克，苍术15克。上方连服3剂而愈。

9. 斑秃

孙某，男，21岁。患斑秃3个月，隔几天脱发一块，呈圆形。满头黑发，几乎脱光。头皮痒，脱屑。除烦躁外别无所苦，脉舌如常，唯便干，2～3日一行。盖亦湿热阻塞营卫，血虚内燥，不荣皮毛所致。乌蛇主须眉脱落，定风丹养血祛风，桃红四物汤养血清热化瘀，当属对症。发为血之余，肾其华在发，加骨碎补30克，病在头部，少佐白芷5克通上窍，加入基本方内，嘱服5剂，不料服后不及1周，其脱发处已长出新发。

10. 皮肤划痕症

王某，34岁，患本病7年。由产后风寒入络所致，久治不愈，今年入夏痒甚，夜不成寐。面部见风则肿，肌肤顽麻不仁。带多清稀如注。腰困如折，起立则眩晕。舌淡润，脉弱。基本方去生地黄、丹皮、紫草、白鲜皮，加生黄芪30克，白术20克，防风10克，麻黄、附子、细辛各10克，脱敏灵（苏叶、浮萍、蝉蜕、地龙）40克，肾四味120克，3剂。

治风先治血，基本方养血活血润燥祛风，通调营卫，乌蛇主大风益肌肤，麻黄附子细辛汤解久伏之风寒，玉屏风固表，肾四味固护肾气，脱敏灵脱敏。如此中西医理大杂烩组成一方，此病竟获治愈，实属侥幸。

11. 臁疮（下肢溃疡症）

王某，女，66岁。双下肢内侧溃疡3个月，皮色青紫，滋水淋漓，痒痛不能入睡。右寸关细弱，舌淡有齿痕。年高气血虚衰，脾虚气陷，湿毒下流。基本方加生黄芪45克，白蔹12克，益气化腐，生肌敛疮；白鲜皮30克，清热燥湿去死肌；生薏苡仁30克，黄柏、川牛膝各10克，苦参30克，土茯苓120克煎汤代水煎药，3剂。

二诊时上方每剂两煎内服，药渣煎汤一盆冲洗。另外贴臁疮膏。2剂后痒痛止，已无渗出液，3剂后患处结痂，又服3剂痊愈。

12. 过敏性紫癜

曾治7～13岁儿童20余例。本病为过敏性疾患，多因小儿先天肾气未充，免疫力低下所致。邪之所凑，其气必虚。故当辨证求本，不可见血止血。大约禀赋强者，从阳化热，表现为肝不藏血，血热妄行。症见面赤气粗，口苦目眩，溲赤便干，急躁易怒，紫癜成团、成片，色紫黑，脉多滑数，约占患病小儿的十之七八。借鉴温病发斑之理，以桃红四物汤加丹皮、紫草、大蓟、青黛，清热解毒，凉血化斑，多数在半月内痊愈。腹痛者加白芍甘草汤、地榆、白蔹清肠解毒敛疮；加三七粉3克，行瘀止血；重用大蓟30克，贯彻始终，清热解毒，利尿止血，可有效保护肾脏。迁延失治，肾功受损者，亦可迅速消除蛋白尿。紫癜消退之后，改方桃红四物汤加阿胶、三七粉，养血柔肝善后。

禀赋弱者，从阴化寒，表现为脾不统血。证见面黄肌瘦，食少便溏，气怯汗多，精神萎顿，紫癜色淡或鲜红如妆，脉多细弱。约占患病小儿的十之二三。治当补气，温脾摄血。补中益气汤重用生黄芪60克，加姜炭、三仙炭各10克，三七3克；腹痛者加吴茱萸、肉桂各10克解痉；大便潜血阳性者，三七加倍，以化瘀止血。腰困膝软者，加肾四味各10克，以固护肾气。方中姜炭、三仙炭为温脾止血要药。凡用此法治愈的小儿，无一例复发。上述二型，可互为演变。肝不藏血者，过用苦寒，损伤脾胃之阳，可虚化为脾不统血，亟亟改弦易辙，温脾统血。脾不统血者，正气来复，阴证转阳化热，乃是佳兆，予补中益气汤内加知母20克，大蓟30克即可。

张某，52岁。患过敏性紫癜37年。14岁时，适值经期正在洗头，被母追打，赤身跑出野外，遂致经断。当晚腹痛阵作，下肢发出青紫斑块多处。3日后喝红糖生姜末，全身燥热，发际、耳、目、口、鼻、喉、前后阴，痒如虫钻，发一身点、片、条状红疹而解。此后，年年不论冬夏发病3～5次、7～8次不等。连生8胎，2胎产后服生化汤3剂，竟1年未发。今次发病3日，正在出疹之际，腹痛如绞，抓搔不已。视之右腿有紫斑4处，左腿2处，脐上到胸，背后至胯，红云片片。抓耳挠腮，揉眼，奇痒如万虫钻心。诊脉沉数，舌红苔黄，边尖瘀斑成片。

此症之来龙去脉已清：初病经期风寒外袭，邪入血室，暗结病根。日久化热，湿热与血凝结成毒，正邪相争则病作。2胎服生化汤，和营活血，推陈致新，恰中病机，故1年未发。今病又作，是邪有外透之机，当因势利导以乌蛇荣皮汤进治，加地榆30克，白蔹15克，清肠解毒敛疮；以黑芥穗、皂角刺深入血络，透发伏毒；三七10克破瘀，直捣病巢。上方连服10剂，数十年痼疾竟得治愈。追访3年零7

個月未復發。

13. 黃褐斑

王某，女，26 歲。產後面部生出黃褐斑，雙頰、鼻眼交界處、額部，呈多個"井"形圖案，腰困多夢，年餘久治不愈。脈澀，舌雙側瘀斑成條，面色灰滯欠華。基本方加腎四味 120 克，白芷、降香各 10 克，師通竅活血湯意，以黃酒半斤入水共煎。上方連進 6 劑，經行，下黑血塊甚多。隔 10 多天後黃褐斑已全部退淨。上方經治本病約 300 例以上，皆一診而愈。

14. 局限性皮肌炎

張某，男，27 歲。上唇木腫，2 個月不消。初病上唇左側腫如大米粒，誤作唇疔，以三棱針局部放血後，半小時內腫延全唇，次日腫齊鼻翼，半月後腫勢蔓延至雙顴骨，右眼肌麻痹，不能閉合。刻見唇腫外翻，多處迸裂出血，麻木不知痛癢。愈冷愈覺唇厚而脹。晉中二院外科診為局限性皮肌炎，囑患者找中醫尋求治法。脈浮弱，舌淡胖，齒痕累累。考慮患者系馬車工，經年累月，飽受風霜霧露外襲，營衛阻塞，大氣不運，衛外失固，寒邪趁虛襲絡，法當益氣和營活血為主。基本方去生地黃、丹皮、紫草、白鮮皮。加生黃芪 30 克，白芥子 10 克去皮裡膜外之痰凝，3 劑。

二診：唇部變柔軟，口已可閉合。左嘴角有 1 結塊如杏大，質硬。自汗而涼，氣怯。加紅參 10 克（另炖），"炮甲珠 3 克，麝香 0.15 克"（研末沖服），通絡化瘀散結。

三診：上方連服 6 劑，結塊已消，全唇變軟，有皺紋出現。患者家庭困難，已帶病上班，晨起見風寒則唇部發木、發癢，勞累一日，入夜腰困如折，尺部脈極弱。想必青年不慎房室，久病及腎，固本為要。補中益氣湯、陽和湯、桂枝湯、玉屏風散合方，加腎四味鼓舞腎氣。上方共服 10 劑，諸症皆愈。追訪至 1989 年無異常。

15. 高年全身瘙癢頑症

本法曾治愈 60 歲以上、75 歲以下患者共 16 人之全身瘙癢頑症，乃高年气血虚衰，内燥化风，不荣四末，基本方加生黄芪60克，少则3剂，多则6剂皆愈。

（十一）克白散

组成：沙苑子750克，九制豨莶草500克，乌蛇肉250克，定风丹300克，三七100克，藏红花、乌贼骨、白药子、苍术、蚤休、降香、紫草、甘草各50克，制粉，每服5克，3次/日。

功用：白癜风专用。"余参酌古今论著，创制克白散，经治多人皆愈。方中之沙苑子补益肝肾，从近代药理研究得知，确是一味宝药。含有多种稀有微量元素，能增强人体免疫功能，助长发育抗衰老，抗癌。可增强内分泌激素的生成，增强新陈代谢。对一切整体失调类疾病，均有调补作用"。（《李可经验专辑》）

案例：王某，女，41岁，患白癜风20年。面部斑驳，白一片，红一片，黑点，黄褐斑点缀其间，犹如京剧脸谱。渐渐发展至体无完肤，睫毛、眉毛亦变白。皮痒脱屑，脉细数，舌边瘀斑成片。从血燥化风，气虚夹瘀不荣肌肤论治。积久顽疾，乌蛇荣皮汤加狼毒3克，生黄芪100克。服10剂，痒止，病变部位苍白处逐渐变红。再投克白散一料，服至45天，皮肤色素基本均匀复常。全部服完，面部之黑点、黄褐斑亦退净。

（十二）羚麝止痉散

羚羊角3克，麝香1克，蝎尾12只，蜈蚣2条为末，分3次服。"为余急救小儿高热惊风开窍醒脑常备药。轻症单服立效，不必配服汤剂。若小儿有窒息之险，另加麝香0.3克，立解其危。因麝香不仅能兴奋呼吸中枢，且能辟秽醒脑，缓解大脑缺氧"。（《李可经验专辑》）

（十三）三畏汤（亦是药对）

组成：人参10克，五灵脂10克；肉桂10克，赤石脂30克；公丁香、郁金各10克。

红参与五灵脂相配：一补一通，用于虚中夹瘀之证，益气活血，启脾进食，化积消癥，化瘀定痛，化腐生肌。曾治一例肝脾肿大，服药13剂即消；曾治数百例胃肠溃疡，二药等分，为散吞服，当日止痛，半月痊愈。气虚血瘀型冠心病的心绞痛发作，加麝香0.3克，覆杯而愈；结核性腹膜炎、肠结核，15～20天痊愈。

《张氏医通》曰："古方疗月闭，四物汤加人参五灵脂，畏而不畏也。人参与五灵脂同用，最能浚血，为血盅之的方也。"李中梓治一噎症，食下辄噎，胸中隐痛。先与二陈加归尾、桃仁、郁金、五灵脂，症不衰。因思人参、五灵脂同剂善于浚血，即于前剂加人参二钱，倍用五灵脂。2剂而血从大便中出，10剂而噎止。李氏叹曰："两者同用，功乃益显！"（《医宗必读》）

公丁香与郁金相配：丁香辛温芳香，温肾助阳，消胀下气；郁金辛凉芳香，清心开窍，行气解郁，祛瘀止痛，利胆退黄。二药等分相合，有温通理气，开郁止痛，宽胸利膈，消胀除满，启脾醒胃之功。对脘腹、少腹冷痛胀满，或寒热错杂之当脘胀痛，煎剂入胃不及一刻，即可气行、胀消、痛止（无胀感者无效）！对脾肾阳虚、五更泻（包括部分肠结核）兼见上症者，效果最好。

肉桂（油桂为佳）与赤石脂相配：肉桂补命火，益阳消阴，开冰解冻，宣导百药，温中定痛，引火归原；赤石脂甘温酸涩收敛，为固下止泻要药，现代药理研究认为内服能吸附消化道内之有毒物质及食物异常发酵的产物等，可保护胃肠黏膜，消除瘀血水肿，止血、生肌、敛疮。二药相合，对脾肾虚寒导致之久痢、久带、慢性溃疡出血、五更泻、久泻滑脱不禁、脱肛、各型溃疡性结肠炎，一服立效，一月痊愈。

"三对畏药，见一症用一对，三症悉俱则全用。余使用本方42年，以平均日用3次以上，则已达4万次以上，未见相畏相害，且有相得益彰之效。对难症、痼疾，一经投用，便入佳境。"（《李可经验专辑》）

案例：

1. 糖尿病

李某，女，55岁，糖尿病7年。便溏4个月，面色灰暗，不渴，少腹坠胀，若痢疾之里急后重。食入难化，嗳腐吞酸。舌质红，有白腐苔，脉沉微。用理中辈不效。火不生土，责其釜底无火，当温肾阳，予三畏汤加味：红参（另炖）、灵脂、公丁香、郁金各10克，油桂3克（研吞服），赤石脂30克，附子、三仙炭、姜炭、炙甘草各10克，生山药60克，3剂而愈。后以培元固本散连服百日，得以巩固，已5年不服降糖药。

2. 乳汁缺少

王某之儿媳，23岁，产后45日。昨因夫妻大闹争吵，今早乳汁点滴全无。头胀痛，左肋窜痛，乳胀，胸闷，目赤气粗，面赤如醉，口苦，脉沉涩。证由暴怒伤肝，气机郁结化火，肝失疏泄，故而乳汁不行。径投丹栀逍遥小剂，加炮甲珠、郁金之通络解郁，服药一煎，乳汁如涌。嘱其将二煎弃之勿服，恐苦寒之剂有碍产后诸虚也。

一月之后，患者又因乳少求治。询之，则过食油腻荤腥而致黎明作泻。腰困神倦，食少腹胀，脉大不任重按。证由饮食不节，损伤脾胃，脾失健运，生化无权。且五更泻为釜底无火，较脾胃阳虚更深一层。当予温肾，以复肾开合之常，中州得命火之温煦，健运自复，生化有权则乳汁自多。予拙拟三畏汤：红参（另炖）、五灵脂、公丁香、郁金各10克，油桂5克（研粉冲服），石脂30克，附子10克，3剂。

药后晨泻止，食纳增，乳汁渐多而愈。(《李可经验专辑》)

（十四）李可变通竹叶石膏汤

淡竹叶 24 克，石膏 250 克，生半夏 65 克，麦冬 125 克，人参 30 克，炙甘草 30 克，山药 120 克，巴戟天 60 克，刨附片 3 克（泡服兑入），紫油桂 3 克（泡服兑入）。

（十五）李可变通白虎人参汤

石膏 250 克，乌梅 30 克，炙甘草 30 克，人参 45 克，粳米 50～100 克。

（十六）肾十味

（肾四味）合盐巴戟肉、盐杜仲、骨碎补、川断、仙茅、沙苑子为"肾十味"，对男女不育、骨质增生、老年前列腺退化性病变、更年期综合征等，随症选用，疗效满意。(《李可经验专辑》)

（十七）李可变通引火汤

熟地 90 克，巴戟天 30 克，天冬 30 克，麦冬 30 克，茯苓 15 克，五味子 6 克，紫油桂 3 克（小米吞服）。

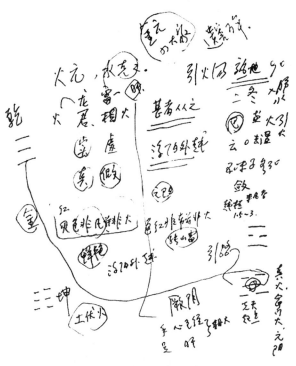

图 1　李可老师手稿

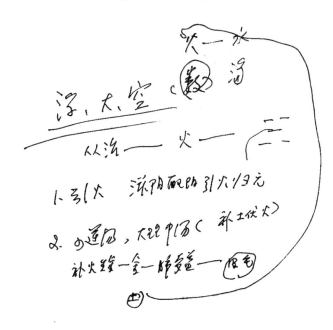

图 2　李可老师手稿

三、药对整理

（一）肾四味

枸杞子、酒泡菟丝子、盐水补骨脂、仙灵脾各 30 克。

助肾纳气，补肾，补元气，加强肾经气化功能。

"四药入肝肾，药性和平，温而不燥，润而不腻。益肾精，鼓肾气，温阳无桂附之弊，滋阴无熟地黄之弊。阴中有阳，阳中有阴，合乎景岳公"善补阳者，须从阴中求阳，则阳得阴助而泉源不竭；善补阴者，须从阳中求阴，则阴得阳升，而生化无穷"之妙。笔者凡遇下元亏损，肾阳虚未至手足厥逆，肾阴亏未至舌光无苔而属肾气、肾精不足之症；凡有腰困如折，不能挺直，甚则腰弯如虾状，头目昏眩，记忆衰退，体虚感冒，阳痿遗精，小儿遗尿，老人小便余沥，夜尿频多，足膝酸软而属肾不纳气（加核桃仁与补骨脂为青娥丸），久病及肾之症。万病不治，求之于肾，用之效若桴鼓。贫穷病人可代价昂之鹿茸"。

虚馁过甚者，酌加小量血肉有情之品，如鹿茸粉、胎盘粉、龟鹿二胶以补先天。（《李可经验专辑》）

（二）三石

生龙骨、生牡蛎、活磁石粉各 30 克。主要用于虚阳上浮外越诸症。（《李可经验专辑》）

（三）代犀角药对

生石膏、丹皮、紫草，三药合用可代犀角，退高热奇效。

（四）止痉散

全蝎 3 克，蜈蚣 4 条，研粉冲服。或全蝎 6 克，蜈蚣 3 条打粉冲服。广泛用于筋骨肌肉疼痛拘挛诸症。（《李可经验专辑》）

（五）化铁丸

楮实子 30 克，威灵仙 10 克。古方化铁丸，软坚散结之力甚强，兼补肝肾。

威灵仙合楮实子号称"化铁丸"，对一切坚结难化肿物、结石，有消散作用，治各种"疣"亦有效，曾用治鼻硬结症、足跟痛（跟骨骨刺）、脊髓神经胶质瘤等。（《李可经验专辑》）

（六）通淋散

川牛膝 30 克，乳香 3 克。利尿通淋，引诸药直达膀胱窍道。（《李可经验专辑》）

（七）脱敏灵

苏叶、浮萍、蝉蜕、地龙各 10 克。用于过敏性皮肤病。

（八）定风丹

首乌、蒺藜各 30 克，滋养肝肾，养血祛风止痒，乌须发，定眩晕。所制乌蛇荣皮汤即含此药对。首乌、蒺藜对药，余定名为定风丹，养血祛风，治血虚晕眩，诸般瘙痒极效，久服可根治白癜风。(《李可经验专辑》)

（九）助孕对药

老鹳草、决明子各 30 克，为叶橘泉先生治不孕症之验方。机理不甚明了，但用之多奇效。(《李可经验专辑》)

（十）丹参饮

丹参、檀香、降香、砂仁，行气活血。

第四章 李可老中医治疗思路管窥

（一）月事先后无定期案

熊某，女，34岁，未婚，肢厥，月事先后无定期，经前必泻，少腹胀，唇舌紫暗，脉沉弱，黎明咳嗽。三阴虚寒，中运尚好。

黄芪120克，当归45克，桂枝45克，白芍45克，炙甘草60克，干姜45克，黑顺片45克（每日加5克，最高至90克），吴茱萸30克，辽细辛45克，益母草45克，生晒参45克，五灵脂45克，云苓45克，肾四味各30克，生姜70克，大枣25枚，核桃6枚。

水3000毫升，文火煮取300毫升，3次服。

【李可】黎明咳嗽，可见厥阴到太阳经连不上。三阴虚，好在脾胃尚佳，中土运转没出大问题，病很容易好。只要抓住厥阴，太阴、少阴均解决了。病人气憋着，内有瘀血，有很多思想问题，34岁未婚，由情志内伤引起的经水问题需要自己解决。

经期腹泻——厥阴。疏泄过度就是少阴枢出问题，而致厥阴开阖失司。阖得不好，也就开得不好，经期肚子发胀，酸困，难以名状，但痛不甚，说明重点是虚而非寒凝，少阴根气较差。一般要治太阴，由太阴统三阴。女子以厥阴为先天，主管子宫、奇经八脉等。所以，调好厥阴则诸症皆消。

三阴病，难就难在搞不清哪个是重点，必须找出主要矛盾。

经期胃胀，木克土，加白芍90克。

（二）慢性溃疡性结肠炎案

卫某，女，60岁，慢性溃疡性结肠炎14年，便燥若羊屎，5、6日一行，腹痛，便后少舒，严重时反吐血块，亦觉舒畅。肢厥，脉沉，弦细，舌淡润紫暗，寒实（渴不欲饮），恶甘。

大黄45克，附子45克，细辛45克，天冬、麦冬各30克，熟地黄 45 克，高丽参 12 克、鱼鳔 12 克（冲），白术 120 克，砂仁米 30 克，云苓 45 克，油桂 15 克（后），炙甘草 60 克，干姜 45 克，木香 10 克（后），枳壳 10 克。

水 2000 毫升，文火煮取 200 毫升，早 5 时，中午 11 时各 1 次。（有大黄）10 剂。

【李可】12:00-18:00，阴气用事，阳气差，用大黄，则伤人，半夜，更伤，故前半天服药。由于大便羊屎状，故用天冬、麦冬、熟地黄，起润肺的作用，润肺则津液自生，天冬、麦冬均入肺，肺为水之上源，肺功能足，则利便。否则，可能需要用芒硝。但由于此人虚，不宜芒硝。天冬、麦冬、熟地黄均滋水，天冬、麦冬入肺，起间接作用，熟地黄直接补肾精、补火。此为增液行舟。肾主全身的水，此人胃气不降，脏气不通，病程久远。此结非热结，而为寒结，故用大黄附子细辛汤，而非大小承气汤。

厥阴热厥（变证），就属阳明了（百不见一，除非大面积热性传染病），伤津液、津亡、人亡。寒厥本证，伤阳，主要问题是阖了以后开不了，开不到太阳之表。

乌梅丸治不了厥阴病，只能用于痢疾，且为轻症痢疾。少阴问题，一进入昏迷即属厥阴。厥阴的转枢主要靠少阴，少阴一蹶不振，紧接着就是厥阴。少阴一起来，便可回天。

（三）肩痛案

覃某，女，肩周痛 6 月，面红如妆，四末冰凉。

1. 桂枝 45 克，芍药 90 克，葛根 120 克，柴胡 125 克，炙甘草 30 克，红参 30 克，五灵脂 30 克，桃仁 30 克，黄芪 250 克，止痉散 3～6 克，辽细辛 45 克，生姜 45 克，大枣 12 枚，水 1500 毫升，黄酒 500 毫升，文火煮 30 分，去渣，再煮，浓缩至 300 毫升，分 2 次热服，5 剂。

2. 炙甘草 60 克，干姜 90 克，天雄 120 克，龟甲 30 克，红参 30 克，砂仁 30 克（姜汁炒），三石各 30 克，五灵脂 30 克，童子尿 100 毫升，山萸肉 90 克。5 剂。

先服方剂 1，再服方剂 2。

【李可】证属手少阳三焦经、足太阳膀胱经，太阳 - 少阳遇阻，不通则痛。手足少阳一气贯通，芍药 90 克降胆经，柴胡 125 克和少阳枢机。葛根 120 克，量大方可突破阻滞，病属项背（颈、双肩胛骨），此病特征为手不可背后。红花为后世用药，《伤寒论》中没有。桃仁、红花共用常见痛有定处。普通瘀阻，用桃仁、桂枝，一个补阳，一个散瘀。桂枝可入营卫，麻黄汤有桂枝，桂枝汤中桂枝为主。

黄芪 250 克运大气，大气是人身上阳气的总称。最高可用到 500 克，大气与元气不同：元气亡则人死，大气不运，走不到的地方僵硬、疼痛、麻木。人的气血循环的通路，越是下部，越难到达。500 克黄芪可打通全身，特别是下肢麻木病，要重用黄芪，比如糖尿病中下肢坏死、坏疽，肿、烂、难愈、厥冷，四逆汤无法通，可重用黄芪，效果显著，3 ～ 5 天即愈。人的大气，包括肺气，从空气中吸入的外气，大自然的气和本身的元气。四逆汤只能把人身保命的东西保住（元气），大气大于元气。方中细辛主通，通达全身，通的同时，透发伏邪。细辛所到之处，外邪自己离去。根据河北一老中医经验，用过 120 克，吕英用过 200 克治运动神经元疾病。该病全身麻木，难握笔，丧失活动能力，用细辛可渐缓解。

细辛久煎，味可渐弱，不致呕，故现不强调后下。

500 毫升黄酒作用为通，常用于顽固性的寒邪聚于一处的病征，不移不动，极其顽固，亦用于下部经脉不通，麻木、疼痛、腐烂。

（四）咳嗽案

张某，男，48 岁，常心悸，一次感冒，服麻黄 10 克，黑附片 45

克，细辛45克，炙甘草30克，生姜45克，大枣12枚，核桃6枚，葱白4寸，黑小豆30克，人参30克，药后，感冒愈。但出现夜晚咳。

处方：炙甘草120克，干姜90克，附子45克（每日加5克，最高至90克），红参30克，三石各30克，生山萸肉90克，肾四味各30克，五味子30克，生半夏45克，云苓45克，生姜45克，大枣12枚。

【李可】服药后，咳嗽消失。几剂药后，咳嗽复发，每晚寅时咳嗽大作。此为阴气不降，阳气不升。后半夜（1～5点）为阴经主时，正当阴气降。阴气降，胆气方可升，阴（手太阴肺）经不降，反而上逆，故咳嗽。（三大原因为：肺、胃、胆气上逆）肺为最高层，肺不降是因中层的胆不降。胆一降，肺自降（若胆不降，则可能克土，而致阳明胃不降，胃一受克，马上反向，而出现咳嗽）。

故加降胆经的杭白芍45克，降肺经的炙枇杷叶30克，白芍主降胆经，胆经一降，木克土解除，胃气自降。

同时，由于阳不升，可加附子每日加5克，最高至200克。

若服初方后，突然寒热而引起外感病，当用小青龙汤变方。

（五）乳头溢血案

张某，女，31岁。左乳头溢血，经期胀痛。

左乳头上挤出黄色液体，1月后转为褐色，月经期左乳至肩胛骨胀痛，月经周期提前5天，下午6、7点头晕，胃难受，舌暗郁红，苔薄略黄。之前因为产后发胖调理。

1. 生黄芪45克，黄连10克，干姜10克，蒲公英45克，甘草10克，白芷10克，皂角刺10克，炮甲珠12克（冲），芙蓉叶30克。

二煎混匀，早晚分服，5剂。

2. 柴胡125克，黄芩60克，黄连50克，干姜45克，生半夏65克，党参30克，炙甘草30克，益母草45克，当归45克，生姜45

克，大枣 12 枚。

5 剂。月经期服。

【李可】无附子，常二煎混匀，半小时一次，煮两次混匀，有附子需 1.5～2 小时。

方中干姜为顾护胃气，此病虽为厥阴热化为少阳证，但三阴病仍需考虑，故加干姜保太阴。黄连、干姜药对重在保胃健脾，黄连、肉桂药对重在交通心肾。此病人本为三阴病，服药调理，现出现此症状，为三阴病化热，由阴出阳，由少阳经而出，故用小柴胡汤和解少阳。

血为肝之体，上为当归四逆汤，但无桂枝、白芍、细辛，此病主要为厥阴热化成少阳。任何病都有阶段性，此病本为阴证，调理后，元气旺，阴证向阳转化。

出血证，有两大特点，肝不藏血，脾不统血，此为肝不藏血，但转化不彻底，故不能用太阳药，此（2）方为主方，干姜、黄连，黄连、肉桂，黄连、吴茱萸均为和法，和法在《伤寒论》中为重要方法，有些大夫，先用小柴胡汤加减可治百病，此为掌握和的要领。少阳为枢，病机转化关键点，和法用好，可治诸多病。

（2）方为当归四逆汤加小柴胡汤，和法：小柴胡汤、五大泻心汤，病人肥胖不易改变，但只要少阴元气旺，则渐可消除。此时，太阴运转全赖少阴，无此火则无法运转。

单纯脾胃问题，用理中；若面黄肌瘦，脉微细，完谷不化，五更泻，加附子、肉桂，达到增加釜底火，保证运转的目的，因为火生土，故火永远为根，桂附理中汤比理中汤更深一层次。

（六）不孕（曾胎死腹中）案

刘某，女，35 岁，结婚 8 年，一度胎死腹中，后未再孕，畏寒甚，手冷过腕，疲困，痛经，经涩少，块屑多，脉微细，易感冒，手脚阵阵麻木。食纳不馨。曾作子宫肌瘤切除，三阴虚寒。

1. 生黄芪 120 克，当归、桂枝、赤芍各 45 克，炙甘草 60 克，辽细辛 45 克，生晒参（捣）、五灵脂、吴茱萸、生附子各 30 克，干姜 45 克，盐巴戟天、肉苁蓉、肾四味各 30 克，紫油桂 10 克（后 15 分），白芥子 15 克（炒研），黑木耳 45 克，益母草 45 克，生姜 45 克，大枣 25 枚，核桃 6 枚（打），黑小豆 30 克，葱白 4 寸，红糖 50 克（化入）。

20 剂。

2. 白术 90 克，干姜、生晒参、五灵脂各 45 克，砂仁 30 克，云苓 45 克，炙甘草 60 克，生附子 30 克，生黄芪 120 克。

21 剂。

服法：以第二个方剂为主，经期连服第一个方剂 10 剂。

【李可】之前服温阳药后，出现全身麻木、吐泻、头昏脑胀，身体好转，但不孕无法解决。需由三阴统于太阴解决。此时，寒邪已化开，需要重点保护好脾胃，运中土以溉四旁。心肝脾肺肾五脏，脾胃为中心，脾胃调好后，五脏各方面来源充足，自然病愈。经期由于厥阴寒凝过盛，需当归四逆吴茱萸生姜汤来破厥阴凝，两个月即可受孕。平时，顾护脾胃，身体其他方面的问题自会慢慢消除。若三阴冰未化开，则重点用麻黄附子细辛汤、四逆汤、吴茱萸汤化三阴寒凝，此病人身体好转，但仍未化完。方剂 1 解决厥阴问题，方剂 2 全面调理。以太阴为主，三阴需要太阴维持。不可只用方剂 2，因有具体的厥阴问题，如经痛、乳房胀痛，可见厥阴寒仍在外透，应趁经期彻底化寒凝。方剂 2 无法达到此效果。女子以肝为先天，可见肝对女子的重要性。肝主管女子子宫、月经，肝对女子的作用犹如肾对男子的作用。故厥阴病，女子永远是治疗重点。同时，厥阴是生命的萌芽之脏：肝应春，肝对女子怀孕影响较大，由于厥阴之脉络阴器、乳头，均为肝之表现，故厥阴对男女生殖器影响大。女子厥阴病以当归四逆加吴茱萸汤，重者加四逆汤。解决后，则以太阴为主，运太阴来维持其他四脏。经期这一特殊生理时期，用当归四逆汤。所有妇科病皆可由此治，如经期、不孕、乳房胀痛（等）。

厥阴在人体表里为里层、底层，故受寒后，不可能一次透发完，要逐渐地治疗，若药猛，则会致人昏迷。

三阴病治疗时要找出重点，各阶段重点不同，有少阴为主，有纯粹厥阴病，需用大破格，若再深一层，需大破格加五生饮，解决最深层、最主要的问题，这些问题解决后，回到太阴，来解决三阴。